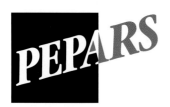

【ペパーズ】
編集企画にあたって‥

JN095132

　美容外科の初回手術の結果に満足できず，修正手術を選択せざるを得なくなった患者さんの気持ちは，非常に辛いものです．われわれ美容外科医は，初回手術の質を上げ，修正手術を回避するよう精進することが求められています．

　そして不幸にも修正手術が必要となった場合には，初回手術の担当医が修正手術を担当するのが基本と考えます．道義的な責任だけでなく，初回手術の担当医は修正を必要とする問題点の現認者であり，状況を最も理解しているため適任と言えるのがその理由です．

　ただし修正手術には定型的な術式は通用せず，難易度が高い，というのが一般的な認識です．組織が瘢痕化しているだけでなく，必要な組織が切除されていたり，移植材料がすでに使用されていて不足するような症例も度々経験します．修正手術には，そんな術中に直面する様々な問題に，臨機応変に対応する能力が求められます．そのせいか医師から敬遠される傾向があるように感じられます．

　加えて美容外科では，患者さんの「失敗された」「もう信用できない」といった心情的な面などから医師の変更を希望されることも珍しくありません．

　結果として修正手術は，初回手術の担当医以外の医師が担当することが少なくないように思われます．

　しかしながら修正手術には，「反省点」としての重要な知見が詰まっています．自身の生み出した修正手術を担当しないことは，反省点を知る機会を，さらに言えば成長する機会を失っていると言えます．それは修正手術を生み出し続けるという，最悪の事態にも繋がりかねない憂慮すべき事態です．

　そこで今回，修正手術の経験が豊富な先生方の修正手術から，その知見を共有させていただこうと考え，本特集を企画しました．

　執筆は第一線でご活躍中の先生方にお願いし，眼瞼，鼻，脂肪吸引・注入と美容外科の手術が多い分野をできるだけ網羅するよう心がけました．ぜひ様々な場面で本特集を手に取り，執筆者の経験を生かすことで，修正手術を生み出さない初回手術を目指していただきたいと思います．

　最後に，ご自身の貴重な財産であるご経験を，余すところなくご執筆くださった先生方に深く感謝します．そしてご自身の辛い経験である修正手術について掲載を許可してくださった多くの患者さんに感謝します．皆さんのお気持ちを集めた本特集が，患者さんを苦しめる修正手術を減らす一助となることを心から祈念いたします．

2021 年 7 月

原岡剛一

KEY WORDS INDEX

WRITERS FILE

ライターズファイル（五十音順）

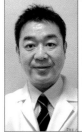

大橋　昌敬
（おおはし　まさのり）
1990年　久留米大学卒業
1990年　久留米大学外科学入局
1994年　医学博士号取得
2003年　聖心美容外科福岡院,
　　　　院長
2012年　THE CLINIC 東京院,
　　　　院長

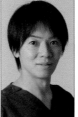

武川　力
（たけかわ　ちから）
2004年　名古屋市立大学卒業
2006年　神戸大学形成外科・美
　　　　容外科入局
2007年　新日鐵広畑病院形成外
　　　　科
2009年　大分市医師会立アルメ
　　　　イダ病院形成外科
2012年　川崎病院形成外科, 医
　　　　長
2014年　こやまクリニック美容
　　　　センター, センター長
2019年　神戸大学医学部附属病
　　　　院美容外科, 特定助教

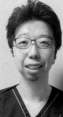

福田　越
（ふくだ　えつ）
2008年　福井大学卒業
　　　　杉田玄白記念公立小浜
　　　　病院, 研修医
2010年　同病院麻酔科
2011年　豊橋市民病院麻酔科
2013年　THE CLINIC
2015年　THE CLINIC, 名古屋
　　　　院長
2017年　THE CLINIC, 大阪
　　　　院・名古屋院統括院長

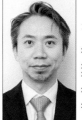

大場　教弘
（おおば　のりひろ）
1996年　大阪市立大学卒業
　　　　同大学医学部附属病院
　　　　形成外科入局
2003年　大阪市立大学大学院医
　　　　学研究科博士課程修了
2005年　リッツ美容外科東京院
2009年　プリモ麻布十番クリ
　　　　ニック
2011年　医療法人社団プリモ,
　　　　理事長
2020年　神戸大学医学部附属病
　　　　院美容外科, 非常勤講
　　　　師

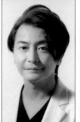

田中　宏典
（たなか　こうすけ）
2005年　近畿大学卒業
2005年　大和高田市立病院, 研
　　　　修医
2006年　京都大学医学部附属病
　　　　院, 研修医
2007年　京都大学形成外科入局
2007年　小倉記念病院形成外科
2011年　国立病院機構京都医療
　　　　センター形成外科
2014年　ヴェリテクリニック
2018年　ゆめビューティークリ
　　　　ニック, 院長

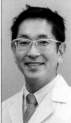

藤本　卓也
（ふじもと　たくや）
1999年　大阪医科大学卒業
　　　　同大学付属病院, 研修
　　　　医
2001年　大阪市立総合医療セン
　　　　ター形成外科, 研究医
2007年　大阪市立大学付属病院
　　　　形成外科, 研究医
2008年　大阪市立総合医療セン
　　　　ター形成外科, 医員
2009年　同, 医長
2017年　こまちクリニック, 院
　　　　長

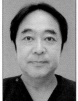

島倉　康人
（しまくら　やすひと）
1990年　北里大学卒業
　　　　同大学形成外科・美容
　　　　外科学教室入局
1998年　同大学形成外科・美容
　　　　外科学, 助手
2004年　スクエアクリニック,
　　　　院長
2008年　北里大学形成外科・美
　　　　容外科学, 講師
2017年　同大学北里研究所病院
　　　　形成・美容外科, 部長
2020年　東京メモリアルクリ
　　　　ニック美容外科, 医長

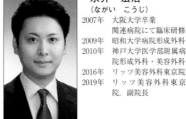

永井　宏治
（ながい　こうじ）
2007年　大阪大学卒業
　　　　関連病院にて臨床研修
2009年　大阪大学形成外科入局
2010年　神戸大学医学部附属病
　　　　院形成外科・美容外科
2016年　リッツ美容外科東京院
2019年　リッツ美容外科東京
　　　　院, 副院長

藤本　雅史
（ふじもと　まさし）
2002年　東京慈恵会医科大学卒
　　　　業
　　　　同大学外科入局
2005年　同大学附属病院形成外
　　　　科
2007年　がん・感染症センター
　　　　都立駒込病院形成外科
2009年　東京慈恵会医科大学附
　　　　属病院形成外科
2012年　同, 診療医長
2015年　ヴェリテクリニック
2016年　同クリニック銀座院,
　　　　院長

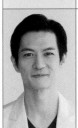

高野　敏郎
（たかの　としろう）
2003年　福井医科大学（現, 福
　　　　井大学）卒業
　　　　新潟大学医歯学総合病
　　　　院形成外科入局
2005年　函館中央病院形成外科
2006年　山形県立中央病院形成
　　　　外科
2012年　新潟大学医歯学総合病
　　　　院形成・美容外科, 特
　　　　任助教
2014年　新潟県立中央病院形成
　　　　外科, 医長
2016年　プリモ麻布十番クリ
　　　　ニック
2020年　KAUNIS CLINIC

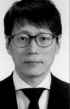

原岡　剛一
（はらおか　ごういち）
1994年　大阪市立大学医学部卒
　　　　業
　　　　同大学形成外科入局
2003年　社会医療法人景岳会南
　　　　大阪病院形成外科
2009年　社会医療法人生長会府
　　　　中病院形成外科
2018年　神戸大学医学部附属病
　　　　院美容外科, 診療科長
　　　　兼特命准教授

CONTENTS

美容外科の修正手術
―修正手術を知り，初回手術に活かす―

編集／神戸大学特命准教授　原岡剛一

◆編集顧問／栗原邦弘　中島龍夫
　　　　　　百束比古　光嶋　勲
◆編集主幹／上田晃一　大慈弥裕之　小川　令

【ペパーズ】
PEPARS No.176/2021.8◆目次

「PEPARS®」とは Perspective Essential Plastic
Aesthetic Reconstructive Surgery の頭文字よ
り構成される造語．

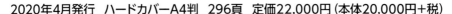
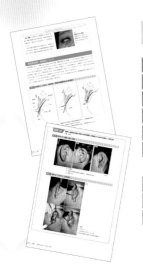
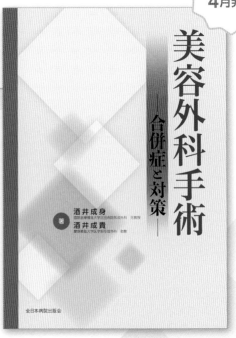

PEPARS No.176：1-7, 2021

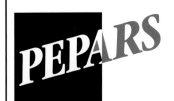

◆特集／美容外科の修正手術─修正手術を知り，初回手術に活かす─

重瞼術（埋没法）の幅変更

藤本卓也[*1]　土井秀明[*2]

Key Words：埋没法（buried suture technique），重瞼術（double eyelid surgery），術前評価（preoperative estimation），修正手術（surgical repair），患者満足度（patient satisfaction）

Abstract　埋没法による重瞼作成術は，切開を加えず上眼瞼組織に通糸するだけで重瞼を作成することができる．簡便であり，組織侵襲も少ないことから美容外科医の入門編の手術としてとらえられている．しかし切開を駆使した重瞼作成術であれば，余剰皮膚の切除や隔膜前脂肪（ROOF）の除去，眉毛下皮膚切除，目頭切開などを加えることで，患者の希望する重瞼形態に近づけることができるが，埋没法はシンプルであるが故，作成できる重瞼形態には限界がある．希望の形態とならなかった場合の埋没法の修正方法としては，埋没法では重瞼幅を広げるか狭くするかの二者択一しかない．そのため，初回手術時の上眼瞼の状態の見極めと適切な固定位置の選択，それに加え患者に作成できる重瞼形態の限界を示すことが重要である．

はじめに

　埋没法による重瞼術は広く普及した手術であるが，上眼瞼の状態によっては患者の満足する形態を得られず修正手術となってしまうことがある．本稿では，埋没法の修正方法と修正手術とならないために初回手術時に注意すべき点について述べる．

埋没法の術式[1)2)]

　埋没の術式は連結させる部位や固定面，結紮部位などにより多種多様な術式がある（表1）．

　当院では，瞼板皮膚連結法（瞼板法）と瞼板上縁皮膚連結法（瞼板上縁法），挙筋腱膜皮膚連結法

表 1. 埋没法の術式分類

1．連結させる部位による分類
（ア）瞼板皮膚連結法（瞼板法）
（イ）瞼板上縁皮膚連結法（瞼板上縁法）
（ウ）挙筋腱膜皮膚連結法（挙筋法）
2．固定面による分類
（ア）点状固定法
（イ）線状固定法
（ウ）多線状固定法
3．結紮部位による分類
（ア）皮膚側結紮法
（イ）結膜側結紮法

＊1 Takuya FUJIMOTO, 〒534-0024　大阪市都島区東野田町 2-9-7 K2 ビル 2F　こまちクリニック，院長
＊2 Hideaki DOI，同，顧問

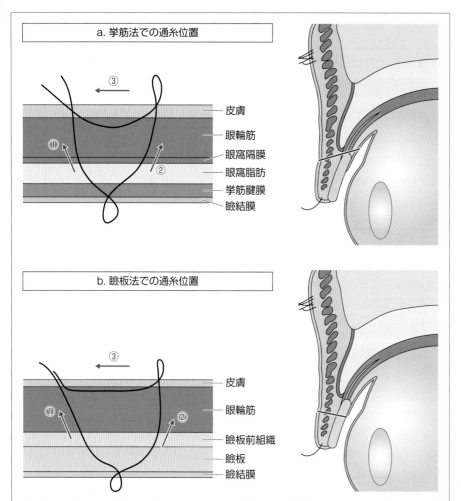

図 1.

（挙筋法）を患者の希望する固定位置と瞼板の高さに応じて，重瞼の牽引方向を考慮し選択しているが，挙筋法ではミュラー筋損傷のリスクがあるため，可能であれば瞼板法を選択している（図 1）．そのため，内側では挙筋法，外側では瞼板法と同じ眼瞼でも連結させる部位が異なる場合もある．

固定面としては腱膜側を 1〜2 mm 程度で折り返す点状固定を行っている．皮膚側では糸の透見や結紮部の膨隆といった問題があるが，結膜側結紮法では結膜側に結紮部が露出し角膜損傷をきたすといったクリティカルなリスクがあり，こういったトラブルを日常診療で目にするため当院では安全な皮膚側結紮法を選択している．

点状固定皮膚側結紮による瞼板法は，重瞼が消失しやすいという欠点はあるが，シンプルで，本稿で述べるような修正の際には比較的容易に抜糸

ができる．逆に多線状固定法や結膜側結紮法などは容易に抜去できることもあるが，全切開重瞼形成時においても抜去に難渋することがある．長期的にみるといずれの方法でも重瞼の消失や緩みをきたしてくるため，埋没法では抜去が容易でシンプルな方法を選択し，重瞼の長期維持を希望する患者には切開による重瞼術を選択すべきと考えている．

修正方法

埋没法は永続的に重瞼を持続させることは難しく緩みが生じてきた際は修正手術が必要となる．また，初回手術で患者の希望する重瞼線とならなかった場合も修正手術の対象となる．修正方法としては，固定位置を上下左右に移動させる．そして，結紮の締め込みを強くするか弱くするという

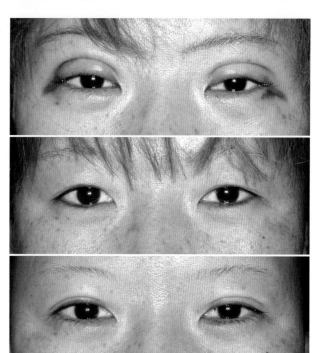

図 2.
a：幅広重瞼固定直後
b：固定糸抜去後
c：幅狭めて再固定

選択になる．用いる埋没法の術式としては，全く新しい重瞼線を作成する場合には，初回手術に用いるどの方法でも可能だが，ピンポイントで重瞼線を変更する場合は，点状固定法が最小限の侵襲で再固定をすることができるので有用である．

1．重瞼の緩みだけで重瞼幅を変更しない場合

前回と同じ高さで再固定を行う．なるべく前回の瘢痕に固定する．左右にずらすと複数回埋没法を行った場合に，点状瘢痕が連なり瘢痕が目立つことがある．前回の固定糸が透見している場合は，固定位置を左右にずらすか，固定糸を抜去し同じ位置に固定する．

反対に結膜側では前回の瘢痕を避けて針を刺入する．同じ部位に刺入すると瘢痕化が強くなり異物感を訴えることがあるので注意が必要である．

2．重瞼幅を広げる場合

一般的に重瞼は頭側の固定点が優先されるので，幅を広げる場合には，高い位置で再固定することになる．術前に涙小管ブジー等でシミュレーションし，元の重瞼線が消失するか確認する．元の重瞼線が消失しにくい場合は，固定の引き込みを強くし，元の重瞼線の消失を図る．この場合，固定が緩んだ時に以前の埋没による重瞼線が予定

外重瞼線として顕在化してくることがあるので患者への術前の説明が重要である．引き込みを強く固定をしても消失しない場合は，修正前に固定糸の抜去が必要となる．

3．幅を狭くする場合

同様に術前に涙小管ブジー等でシミュレーションし，予定外重瞼線が生じないかを確認する．重瞼が完全に消失している場合は問題ないが，かなりゆるんだ重瞼線でも頭側の予定外重瞼線として残ることが多い．その場合，前回の固定糸の抜去が必要となる（図 2）．その際，抜去時に生じた瘢痕癒着により予定外重瞼が消失しない場合があるので，愛護的に操作することが重要である．瘢痕による予定外重瞼線が生じた場合，筆者は注射針によるニードルダイセクション後にHumallagen®（ヒトⅠ型・Ⅲ型コラーゲン注入剤：USA）を注入し改善を図っている．それでも改善しない場合は，埋没法で可能な範囲の重瞼固定位置に変更するか，切開での重瞼形成を検討する．

4．固定糸の抜去時期

重瞼幅を変更する場合，前回の固定糸が残存していると正確なシミュレーションが困難である．また，抜去直後にシミュレーションを行っても，

腫脹のため不正確となる．そのため，固定糸を抜去し十分に腫脹が消退してから二期的に再固定を行うことが推奨される．

同じ高さで再固定する場合には，前回固定糸を抜去し同じ位置に再固定すれば理論上ずれないはずである．しかし，固定糸抜去に難渋し内部組織に損傷をきたしていた場合は固定が不十分となることがある．刺入点を左右にずらしたりした時などは，想定外の重瞼ラインとなることがある．そのため，同じ高さで再固定する場合でも，腫脹が消退するのを待ち，再度シミュレーションを行い二期的に手術をする方が，確実性が高い．

埋没法の初回手術の注意点

埋没法は簡便な手技であるが，そのシンプルさ故，切開法重瞼術に比べ作成できる重瞼形態に限界がある．上眼瞼の左右差や状態によっては患者の希望する重瞼形態を得ることが困難であり，患者の満足度が低くなり修正手術へとつながる．以下に修正手術を回避するために初回手術時に注意すべき点を示す．

1．希望幅と固定位置の相違

埋没法による重瞼作成では希望する重瞼幅に合った位置の組織に重瞼を連結させることが重要である．瞼板の高さは 10 mm 程度とされており，重瞼の作成ベクトルを考慮すると約 10 mm までは瞼板法，約 8 mm より広い場合は挙筋法を選択している．6 mm 以下の重瞼幅で挙筋法を用いると頭側への牽引が強くなり睫毛の外反が問題になることがある．また，13～14 mm の幅広い重瞼で瞼板法を用いると固定点での食い込みは強くても十分な引き込みが形成されず，重瞼線頭側の組織より睫毛-重瞼線間の組織が前方へ突出し，睫毛上に余剰皮膚が覆いかぶさり，整容的に問題のある形態となる．近年ではインターネット上で"ハム目"と俗称され，患者からも嫌厭されている．

2．蒙古襞が発達している場合の並行（平行）型と末広型

重瞼の内側部分が蒙古襞に重なり隠れているものは末広型，隠れていないものは並行型と呼ばれる．

A．並行型の注意点

末広型の重瞼を作成する方が自然な形態となるが，蒙古襞を除去するための目頭切開を行わずに埋没法だけで並行型の重瞼を希望される患者は多い．高い位置に固定点を置くことにより並行型の重瞼を作成することができるが，しばしば目頭に向かって二股に重瞼線が分かれ，その下方の襞で内側の睫毛が隠れ不自然な重瞼となる．内側固定部の結膜側連結点を皮膚側より内側にすることにより生じにくくなるが，内側の結膜に固定すると違和感を生じることもあるので，慎重に行う．

B．末広型の注意点

並行型に比べ自然な形態をとりやすいが，蒙古襞に逆らって内側まで重瞼が見えるように固定すると，目頭から急峻に重瞼線が立ち上がり，内側の固定点で重瞼線が角張るので，重瞼線が滑らかな曲線となる位置に内側の固定点を置くことが重要である（図 3）．

3．上眼瞼皮膚弛緩

一重もしくは奥二重で瞼縁を越える皮膚弛緩（皮膚弛緩性眼瞼下垂）があると，代償性に眉毛挙上をしていることが多い．術前シミュレーションで眉毛位置が下がればそのまま希望位置での固定で構わないが，眉毛位置が下がらない場合はそのままの位置で固定すると術後に眉毛が下がり予定より狭い重瞼となることがある．しかし眉毛が下がる前提で固定してしまうと，下がらなかった場合に広めの重瞼となってしまう．予測は難しく，筆者は広めの重瞼となった場合の方が修正のリスクが高いため，患者の許容できる一番広いデザインで固定している．

若年者であれば余剰皮膚は少ないが，高齢者であれば重度の皮膚弛緩を呈することも多く，中央で折り込むことしかできない埋没法では，目尻部分のたるみ感が解消されない．かなり高い位置で固定するため，開瞼時の奥行きが深くなり固定部の内側と外側に引き込みの歪みによるシワを生じやすい．そのため，あまり広い幅を勧めず，固定も弱めにする方が自然な形態を得られやすい．

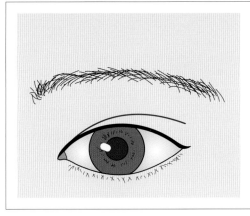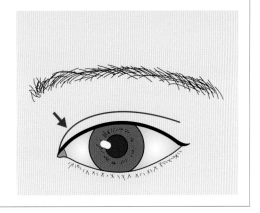

図 3.
a：蒙古襞に沿った重瞼線
b：蒙古襞に逆らって内側まで重瞼幅をとった場合は内眼角から重瞼が
　急峻に立ち上がり角張った重瞼線となる

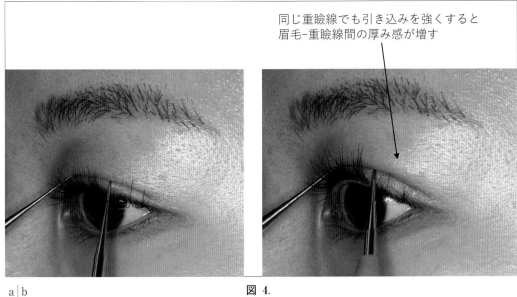

同じ重瞼線でも引き込みを強くすると
眉毛-重瞼線間の厚み感が増す

a｜b

図 4.
a：引き込みの弱い重瞼　　b：引き込みの強い重瞼

4. 眉毛-重瞼線間の厚み[3]

　眼窩脂肪やROOF（隔膜前脂肪）が厚い，もしくは眉毛位置の低い場合に重瞼を作成すると眉毛-重瞼線間に腫れぼったさを感じる重瞼となる．組織が薄くても，かなり広い重瞼を作成した場合は厚み感のある重瞼となる．この厚み感を理解しておくことが，埋没法に限らず重瞼を作成する上で非常に重要なポイントとなる．シミュレーションをした際に患者は，重瞼幅の希望は明確であるが，重瞼に被さる眉毛-重瞼線間の組織の厚みには関心がないことも多い．そのため重瞼幅のみで固定位置を決定してしまうと，希望の幅となったのに思っていた重瞼ではないと，術後の満足度が非常に低くなってしまう．

　シミュレーションをする際には，患者に重瞼幅だけではなく眉毛-重瞼線間の厚みにも留意するよう促し，上眼瞼全体の形態として患者の好みとなる固定位置を探る必要がある．手術時も固定を強くし引き込みを深くすればするほど眉毛-重瞼線間の厚みが生じるので，厚みの目立つ場合は可能な範囲で引き込みをゆるく固定する方がよい（図 4）．

5．上眼瞼形態の左右差

A．片側性腱膜性眼瞼下垂

一般的な埋没法では瞼裂高を整えることはできないため[4]，重瞼幅のみの調整となる．同じ高さで固定をすると，下垂しているため，重瞼幅は広くなる．眉毛挙上をしていれば更に左右差は悪化する．患側の固定位置を低くして重瞼幅を揃えるようにする．ただ，重瞼幅を同じにしても患側の方がやはり眠そうに見えるとの訴えがあるので，患側の重瞼幅を少し狭く設定し，顔貌全体としてのバランスをとることもある．

B．片側性先天性眼瞼下垂

挙筋能がほとんどない場合，重瞼を作成することは困難であり，埋没法では手術適応外としている．軽度の先天性眼瞼下垂の場合は重瞼を作成できる場合もあるが，予備能があまりないため，術後に眼瞼下垂が増悪することもあるので注意が必要である．

C．内眼角形態（蒙古襞）の左右差

稀に内眼角形態（蒙古襞）の左右差を認める場合がある．一重の時は患者もあまり認識していないが，重瞼を作成すると内側の重瞼幅の左右差が目立つことがある．内側の固定点を調整することである程度重瞼幅を調整することができるが，重瞼幅より重瞼ラインのカーブを揃える方が高い満足度を得られることもある．

D．眉毛‒重瞼線間の厚みの左右差

眉毛‒重瞼線間の厚みの左右差は，片側性眼瞼下垂の症状はないが片側の眉毛挙上を呈している場合に多く認められる．重瞼を作成しても眉毛が下がることは少なく，眉毛挙上した状態でデザインを行う．そして固定は眉毛挙上側の引き込みを強くし，対側の引き込みを弱くすることで，厚み感の左右差を軽減することができる．ボツリヌストキシン製剤を挙上側の前額に注入し眉毛位置を揃えてから埋没法を施術することもできるが，継続的な注入が必要であり，上方視で眉毛位置の左右差を生じることもあるので，慎重に投与すべきである．

稀に前頭筋収縮に左右差を認めないにもかかわらず眉毛位置の左右差を認めることがある．片側冠状縫合早期癒合症などの頭蓋顔面骨格の形態異常によることがあり，前頭骨の形態や，眼窩上縁下縁の位置，頬骨弓の位置，頬骨隆起の高さ，後頭部形態などをチェックすると明らかな左右差を認めることがある．埋没法による重瞼作成のために顔面骨の骨切りを求めることはしないが，前額へのヒアルロン酸注入などで，眉毛位置が揃い，眉毛‒重瞼線間の厚みの左右差が軽減されることがある．

6．全（部分）切開重瞼術後の埋没法

切開による重瞼術後に幅変更のために埋没法を希望されることがある．重瞼線で強固な癒着がある場合は，埋没法での幅調整は難しく，推奨しない．重瞼線が緩んでいる場合は，埋没法で対応できることもあるが，埋没法の固定が緩むと切開での重瞼線が予定外線として現れることがある．

7．術前シミュレーション時の過緊張

術前シミュレーション時は仕上がりの重瞼線を気にして患者は鏡に映った瞼を注視する．その際，患者が過開瞼，眉毛挙上，しかめ面などの表情をとり正確なシミュレーションができないことがある．患者には，遠くの景色を見るような感じで鏡を見てもらい，しっかりとリラックスするように促す．近視の患者ではデザインが終わってからコンタクトレンズを外してもらう．近視で眼鏡の方は，眼鏡を掛けているとシミュレーションができないので，眼鏡を外してもらい拡大手鏡を使用するとよい．

8．重瞼幅や重瞼線形態へのこだわりの強い患者

埋没法は重瞼幅が，術直後の腫れている時は広く感じ，そのあとは徐々に腫脹の消退とともに重瞼幅は安定するが，消退後も徐々に固定は緩み，重瞼幅は変化する．重瞼幅の誤差の許容範囲の狭い患者の中には数か月おきに修正手術を希望する患者もいるので，見極めと術前説明が重要である．

9．アイテープによる皮膚炎

はじめて埋没法する患者ではテープや糊状のメイク材料で重瞼を作成していることが多い．長期間の使用で皮膚炎を起こしていることがよくある．この皮膚炎が重度になると皮膚のしなやかさがなくなる．この状態で埋没法を行うと術後当初は広めの重瞼幅となり，メイク材料を使用しなくなるので徐々に皮膚炎が治まり，重瞼幅が狭くなっていく．正確な予測は難しく，皮膚炎を完治させてからの手術を推奨する．

まとめ

埋没法では作成できる重瞼形態に限界があるため，希望の重瞼形態とならなかった場合に再度埋没法で修正を行っても満足な形態を得られないことも多い．そのため，初回手術時において，上眼瞼の状態を見極め，重瞼幅だけではなく患者に作成できる形態の限界を示し，十分理解を得た上で，最適な位置に重瞼を固定することが重要である．

参考文献

1）土井秀明：埋没法．非手術・低侵襲美容外科．高柳 進編著．43-48，南江堂，2016．
   Summary 当院で行っている重瞼術の術式について詳しく述べている．
2）牧野太郎ほか：【眼瞼の美容外科 手術手技アトラス】埋没式重瞼術 Multiple knot 法．PEPARS．**87**：12-20，2014．
   Summary Multiple knot 法の術中操作を多数の写真と図を用いて詳細に記している．
3）松田 健，細川 亙：開瞼・閉瞼のメカニズムと重瞼線．形成外科．**55**：123-131，2012．
   Summary 重瞼形態を決定する要因についてあらゆる角度から解説している．
4）清水雄介：経結膜的挙筋腱膜タッキング術．眼手術学．野田実香編著．309-317，文光堂，2013．
   Summary 経結膜的挙筋腱膜タッキング術の術式が詳記されている．

PEPARS　No.176：8-15, 2021

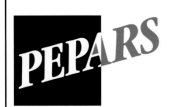

◆特集／美容外科の修正手術―修正手術を知り，初回手術に活かす―

重瞼術（切開法）
―修正のタイミングと方法―

田中　宏典*

Key Words：二重瞼（double eyelid），重瞼術（double eyelid operation），全切開法（full incision method），挙筋腱膜（levator aponeurosis），修正手術（revision surgery）

Abstract　　重瞼術において，切開法は手軽さ，自然さでは埋没法に劣るが，作成した重瞼線の安定性が高いこと，埋没法より広い重瞼線を作成できることや余剰皮膚や脂肪組織の切除ができる等の利点がある術式である．しかし埋没法に比して切開法では意図した通りの結果を常に出すことは容易ではなく，平行型か末広型かの形や重瞼幅の広狭といった患者の希望を聞き，希望通りの重瞼を作成しても，術後に重瞼線の左右差・消失や予定外重瞼線などの術後トラブルが少なからず起こる．これらの術後トラブルは経過観察で解消することは少なく，早期に修正してリカバリーすることが望ましい．安易に経過観察を促すことは避けるべきである．ここでは，切開法の術後に見られる術後トラブルを紹介し，起きてしまったトラブルの修正に適したタイミングと方法をまとめた．これらの術後トラブルへの対処の際に参考にして頂きたい．

はじめに

　重瞼術は，本邦の美容外科では需要も高く，美容外科手術の基本的な手技とされている．しかし，切開法では修正手術が必要となることがしばしばある．それは切開法では結果の予測が困難であり[1)2)]，平行型か末広型かの形や重瞼幅の広狭といった患者の希望を聞き，手術手技に問題がなく正確な手術を行って希望通りの重瞼を作成しても，術後に重瞼線の左右差・消失や予定外重瞼線などの術後トラブルが少なくないからである．本稿ではそれらの術後トラブルの修正方法とタイミングについて述べる．

前提条件として

　一口に切開法といっても，切開の長さ（全切開，中切開，小切開）や，重瞼固定法（瞼板固定，腱膜固定）など様々な術式があり，術式が異なれば術後に起こり得るトラブルも異なると考えられる．そこで，筆者の術式をまず述べる．筆者は全例で全切開法を行っている．小切開法は切開部の陥凹が好ましくなく，切開線が長くても初回手術の瘢痕が問題になることはほぼないからである[3)]．重瞼線は閉瞼時の不自然な陥凹がないため，切開された皮膚断端を腱膜先端に固定し作製している（図1）．皮膚は上眼瞼皮膚の緩みがあれば2 mm程度の切除を行う．弛みが強い場合には整容的に睫毛側の薄い皮膚を残したいので，まず上眼瞼リフト（眉毛下皮膚切除）[4)5)]を行ってから，後に重瞼術を実施している．脱脂の希望がある場合を除き，不要な癒着を避けるため眼輪筋や眼窩脂肪な

＊　Kosuke TANAKA, 〒839-0865　久留米市新合川 1-3-30　ゆめタウン久留米2階　ゆめビューティークリニック，院長

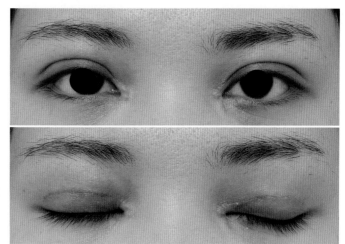

図 1.
閉瞼時の不自然な陥凹がない重瞼
　a：術後 3 か月，開瞼時
　b：術後 3 か月，閉瞼時

表 1. 術後トラブルへの基本方針

		経過観察できるか	修正のタイミング
重瞼幅の左右差	癒着部位の差　有	×	直ちに
	癒着部位の差　無	○	術後 3 か月以降
内眥の複数の重瞼線	癒着部位のずれ　有	×	直ちに
	癒着部位のずれ　無	○	術後 3 か月以降
外眥の複数の重瞼線	癒着部位のずれ　有	○	術後 3 か月以降
	癒着部位のずれ　無	○	術後 3 か月以降
重瞼線の消失		×	直ちに，術後 3 か月以降
予定外重瞼線		×	直ちに
上眼瞼の陥凹		×	直ちに

どの組織は最小限の切除にとどめている．これから述べる術後トラブルはこのような術式が前提となっていることを予めご了承いただきたい．

切開法に見られる術後トラブル

　術後トラブルが生じた際に，まだ腫れているからと経過観察を促してしまうのは間違いである．というのも術後トラブルは一部を除いて時間経過で解消されないからである[6)]．ここで重要なことは，経過観察できるか否かを鑑別すること，およ

び，いつ修正を行うかを決定することである．その方針について表 1 に示す．これらのうち鑑別を要するものは重瞼線の左右差や内眥・外眥に生じた複数の重瞼線である[6)]．

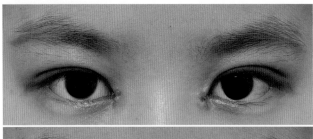
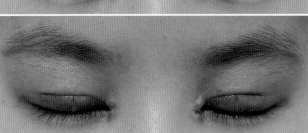
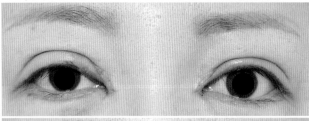
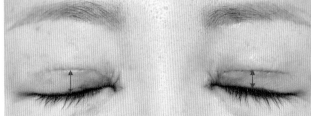

図 2.
鑑別の方法，左右差例
術後 7 日目の状態
a：症例 1
　①開瞼時．重瞼線の左右差を認める．
　②閉瞼時．重瞼線癒着部の高さの左右差は
　　認めないので経過観察できる．
b：症例 2
　①開瞼時．重瞼線の左右差を認める．
　②閉瞼時．重瞼線癒着部の高さの左右差を
　　認めるので早期に修正が必要

鑑別の方法（図 2）

　抜糸を行う術後 1 週間の診察は必ずなされるので，そこで早期の修正が必要か否かを鑑別する必要がある．この鑑別には静止画で閉瞼時の重瞼線の癒着部を観察することが実際に患者を観察するよりも有用である[6]．重瞼線と癒着部に差のない重瞼線の左右差，重瞼線と癒着部にずれのない内眥や外眥に生じた複数の重瞼線は設定した通りに重瞼線ができており，浮腫の消退とともに術後トラブルが解消されることが多いので経過観察可能と考えてよい[6]．それら以外のものは早期に修正を行うことが好ましい．早期の修正は術後 2 週をリミットとしている．それを過ぎると瘢痕の成熟する術後 3 か月以降まで修正を待つ必要がある．

各術後トラブルへの対処

1．重瞼幅の左右差（図 3）

　最も高い頻度で認める術後トラブルである[6]．術後早期に認める．鑑別し，重瞼線と癒着部位の差のないものは腫脹の消退とともに揃ってくるので，経過観察可能である．

＜修正のタイミング＞

　癒着部位の差がある重瞼幅の左右差は直ちに修正を行う．癒着部位の差がない重瞼幅の左右差は瘢痕の成熟する術後 3 か月以降に残存を認めたら修正を行う．患者の好ましい側に反対側を揃えるように修正するが，狭い側を広くする修正の方がよい結果を得やすい[7]．

＜修正方法＞

　重瞼線の癒着が低く，重瞼が狭くなっている場合には前回の切開線より眉毛側で切開し，現在の

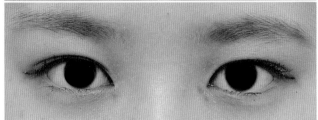

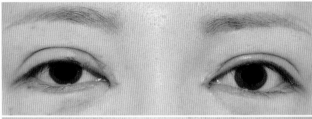

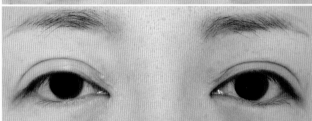

図 3.
重瞼線の左右差
a は図 2-a の症例 1，b は図 2-b の症例 2 と同症例
 a：症例 1
　①術後 7 日目．重瞼幅の左右差を認める．
　②術後 3 か月．重瞼幅の左右差は解消した．
 b：症例 2
　①術後 7 日目．重瞼幅の左右差を認める．
　②術後 3 か月．重瞼幅の左右差は残存している．

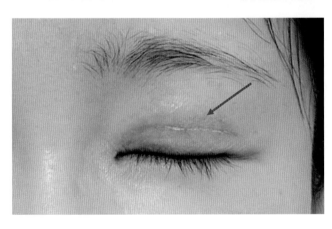

図 4.
重瞼修正により瘢痕が 2 本の状態
症例 3：重瞼を狭くするために前回の瘢痕より睫毛側で切開した症例
閉瞼時には前回手術の瘢痕（矢印）も認められる．

重瞼線の固定を解除して，高くした位置で重瞼線を作成する．

　重瞼線の癒着が高く，重瞼線が広くなっている場合には，前回の切開線より睫毛側で切開し，現在の重瞼線の固定を解除してから低くした位置で重瞼線を作成する．重瞼線の癒着を修正する場合には瘢痕は 2 本になってしまうことを患者に受け入れてもらわなければならない（図 4）.

　重瞼線の癒着部位が同じでも左右差がある場合で，狭い側が重瞼線より頭側の余剰皮膚により見かけの重瞼幅が狭くなっている場合は，狭い側の重瞼線より頭側の皮膚切除や眉毛下での皮膚切除を行う．開瞼の弱い側の重瞼が広くなっている場合は，開瞼の弱い側の挙筋前転を行う．

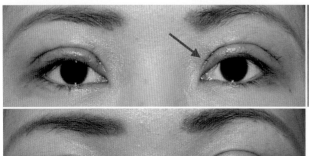
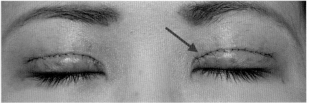

a①	a②
a③	
b①	b②
b③	

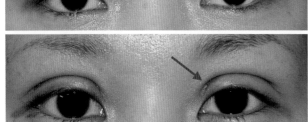
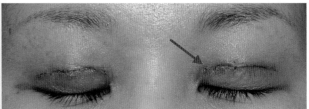
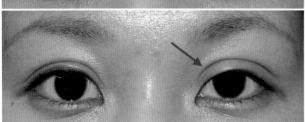

図 5. 内眥に生じた複数の重瞼線
a：症例 4
　① 術後 7 日目，開瞼時．内眥に複数の重瞼線を認める．
　② 術後 7 日目，閉瞼時．重瞼線癒着部のずれは認めない．
　③ 術後 3 か月，開瞼時．内眥の複数の重瞼線は消失した．
b：症例 5
　① 術後 7 日目，開瞼時．内眥に複数の重瞼線を認める．
　② 術後 7 日目，閉瞼時．重瞼線癒着部のずれを認める．
　③ 術後 3 か月，開瞼時．内眥の複数の重瞼線は残存している．

2．内眥に生じた複数の重瞼線（図 5）

術後早期に認める．目頭側の重瞼線が二股になってしまっているもの．鑑別し，重瞼線と癒着部位のずれのないものは消失するので経過観察可能である．

＜修正のタイミング＞

癒着部位のずれがあるものは直ちに修正を行う．癒着部位のずれがないものは術後 3 か月以降に残存を認めたら修正を行う．

＜修正方法＞

二股のある部分の前回の創を切開し，癒着を解除してから重瞼線の固定を強める．

3．外眥に生じた複数の重瞼線（図 6）

術後早期に認める．目尻側の重瞼線が二股になってしまうもので，重瞼線と癒着部のずれがないものは時間経過で消失する．ずれがあっても殆どが時間経過で消失するので経過観察可能であるが，稀に残存することがある．

＜修正のタイミング＞

術後 3 か月以降に残存を認めたら修正を行う．

＜修正方法＞

二股のある部分の前回の創を切開し，癒着を解除してから重瞼線の固定を強める．皮膚に余裕があれば二股部分を含んで紡錘形に皮膚切除を追加してもよい．

4．重瞼線の消失（図 7）

他のトラブルと異なり術後早期に起きるだけでなく，術後 1～3 か月後や長期間の経過後にも起きる．消失した重瞼線が戻ることはない．

＜修正のタイミング＞

術後早期に認めた時は，直ちに修正する．それ以外では術後 3 か月以降に修正を行う．

＜修正方法＞

前回の切開線を切開して癒着を解除してから重瞼線の固定を改めて行う．

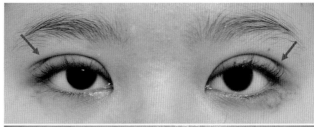
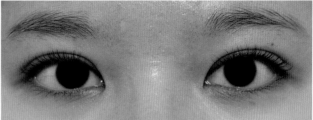

図 6.
外眥に生じた複数の重瞼線
　a：症例6
　　　① 術後7日目，開瞼時．外眥に複数の
　　　　重瞼線（矢印）を認める．
　　　② 術後3か月，開瞼時．外眥の複数の
　　　　重瞼線は消失した．
　b：症例7：術後3か月．外眥の複数の重瞼
　　　線が残存した稀な症例

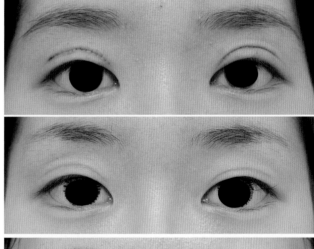
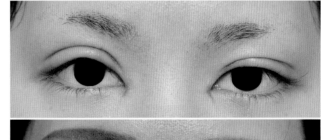
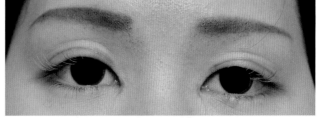

図 7.
重瞼線の消失
　a：症例8
　　　① 術後7日目，既に重瞼線が浅い．
　　　② 術後3か月，重瞼線は消失している．
　b：症例9
　　　① 術後7日目，重瞼線ははっきりとし
　　　　ている．
　　　② 術後3か月，重瞼線は非常に浅くな
　　　　り殆ど消失した．

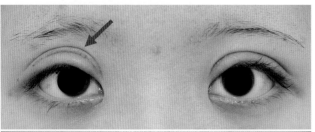
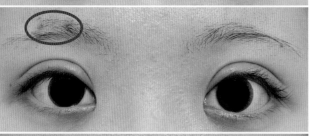
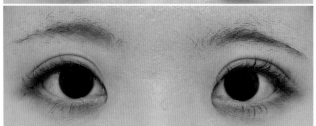

a
b
c

図 8.
予定外重瞼線（症例 10）
　a：術後 7 日目．右眼に予定外重瞼線を認める．
　b：術後 7 日目．埋没式重瞼線吊り上げ術を行った．
　c：術後 3 か月．予定外重瞼線は消失している．

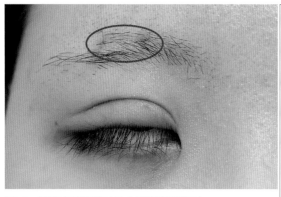
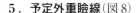
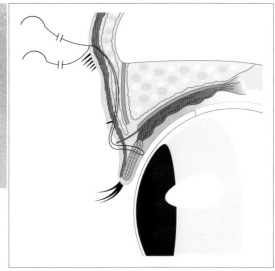

a｜b

図 9. 埋没式重瞼線吊り上げ術（症例 11）
　a：眉毛内に通糸の痕（丸印）を認める．
　b：瞼板から通糸し，重瞼線を跨いで眼輪筋下に眉毛まで通糸する．重瞼線で折りたたまれる強さで結紮する．閉瞼はしにくくなる．1 週間後に抜糸を行う．

5．予定外重瞼線（図 8）

　術後早期に起きる．重瞼線が切開線と一致するように設定しているにもかかわらず，術後に切開線より上方に重瞼線ができることを言う[8]．開瞼の弱い症例に多く認め，経過観察で消失することは少ない．

＜修正のタイミング＞

　認めた時点で，直ちに処置を行う．

＜修正方法＞

　作成した重瞼線の固定を強化するための処置として，重瞼から眉毛までの皮下にナイロン糸を通して埋没式重瞼線吊り上げ術[8]（図 9）を行う．

6．上眼瞼の陥凹（図 10）

　作成した重瞼線より上方に陥凹を認めることがある．開瞼の弱い症例に多く認め，予定外重瞼線の軽度のものと考えられる．経過観察で消失する

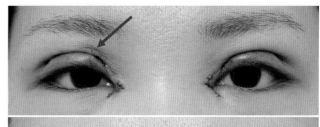
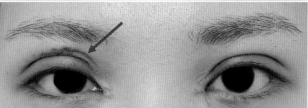
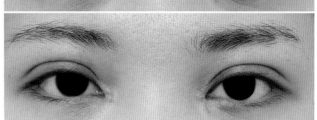

図 10.
上眼瞼の陥凹（症例 12）
a：術後 7 日目，右上眼瞼内側に陥凹を認
　める．このタイミングでヒアルロン酸を
　皮下に注入した．
b：術後 14 日目，右上眼瞼内側の陥凹は残
　存している．
c：術後 3 か月，右上眼瞼内側の陥凹は解
　消した．

こともある．

＜修正のタイミング＞

　認めた時点で，直ちに処置を行う．

＜修正方法＞

　陥凹した部分の皮下に少量のヒアルロン酸を注入して平坦にし，経過観察を行う．ヒアルロン酸注入には改善を促す作用はないが，見た目を改善し経過観察期間の患者満足度を向上させるために行う．腫脹の消退とともに開瞼が良くなってくると陥凹は消失する．

まとめ

　切開法は数多く行われているにもかかわらず正確に手術を行っても，術後トラブルが少なからず起きてしまう困難な手術である．それゆえ修正手術も多い．術後トラブルが避けられないならば，それへの対処を身に着けるべきである．術前に患者に起き得る術後トラブルについて十分な説明を行い，起こった術後トラブルは鑑別して経過観察できるものは経過観察し，そうでないものは経過観察せずに早期に修正手術を行うことが望ましい．安易に経過観察を促すことは避けるべきである．

参考文献

1）福田慶三：【眼瞼の美容外科　手術手技アトラス】切開式重瞼術は結果の予測が困難．PEPARS．87：30-36，2014．
　　Summary　切開法の手術の詳細なプロセスと困難な点を率直に述べている．
2）朝村真一：二重瞼手術後合併症．眼科．58（13）：1597-1600，2016．
3）野平久仁彦，新冨芳尚：【眼瞼の美容外科　手術手技アトラス】挙筋腱膜前転を加えた皮膚瞼板固定法．PEPARS．87：21-29，2014．
　　Summary　切開法に挙筋前転を加えた手術の詳細なプロセスを述べている．
4）菅原康志ほか：上眼瞼リフト（眉毛下皮膚切除）．セレクト美容塾・眼瞼．改訂第 2 版．美容塾．30-34，克誠堂出版，2009．
5）林　寛子：【眼瞼下垂手術―整容と機能の両面アプローチ―】眉毛下皮膚切除による眼瞼皮膚弛緩症手術．PEPARS．160：47-56，2020．
　　Summary　眼瞼皮膚弛緩症の術式選択のガイドとして参考になる．
6）田中宏典，福田慶三：切開式重瞼術後のトラブル．形成外科．62（6）：670-675，2019．
7）土井秀明：【眼瞼形成手術―形成外科医の大技・小技―】美容外科で行うタッチアップサージャリー．MB OCULI．78：87-92，2019．
8）菅原康志ほか：予定外重瞼線の修正．セレクト美容塾・眼瞼．改訂第 2 版．美容塾．176-182．克誠堂出版．2009．
　　Summary　予定外重瞼線とその対処について詳細に述べている．

PEPARS No.176：16-25，2021

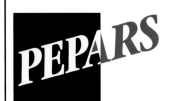

当院で行っている目頭切開修正術

大場　教弘*

Key Words：目頭切開修正（revision medial epicanthoplasty），shark fin flap法（shark fin flap method），逆Z法（reverse Z-plasty），蒙古襞再建（reconstruction of the Mongolian fold），脂肪移植（fat grafting）

Abstract　目頭切開後の修正を希望する場合，目頭の形を変えたいのか，変えたくないのかが術式を選択する際に必要な情報となる．形を変えたくない場合，傷跡の改善には部分的な瘢痕修正術や脂肪注入術を用いている．形を変えたい場合，希望する形によって術式を選択する．以前の目頭切開がZ形成術であれば逆Z法はよい適応となる．逆Z法による蒙古襞形成術で再建された目頭の形は丸くなる傾向がある．目頭部分の皮膚が足りない状態の場合，逆Z法による蒙古襞形成術は蒙古襞内側上方の覆いが不足する傾向があるため，二期的にisland flapやVY advancement flap法による修正を行っている．Shark fin flap法による蒙古襞形成術は内眼角の不足した皮膚を補うことができ，術後の目頭の形を尖った形にしやすい有用な方法である．

はじめに

　目頭切開手術後の修正を希望する理由として，傷跡が目立つので綺麗にしたい，形が気に入らないので元に戻したいなどが代表的な訴えである．以前の目頭切開の方法や現状の希望などから適した術式を選ぶ必要があるが，一期的に完成にいたる症例ばかりではなく，二期的に最善な形態に修正する症例もあり，それぞれの希望に合った術式の選択が必要と考えている．当院で行っている目頭切開手術後の修正術について述べる．

術式の選択について

　傷跡を綺麗したい場合，今の形は変えたくないのか，蒙古襞をもっと減らして涙湖を出してもよいのか，あるいは涙湖を隠す希望なのかによって修正の方法が選択される（図1）．

　涙湖を出してよい場合で目立つ瘢痕を切除できる範囲であれば，瘢痕切除＋筋皮弁による修正術を行っている．形を変えたくない場合には脂肪注入術[1]を行うことで，瘢痕の凹凸の改善や肌質の改善が得られる．一期的手術，あるいは他の修正術式後の二期的修正術にも脂肪注入は有用である[2]．

　涙湖を隠し形を元に戻す方向の場合，蒙古襞形成術を用いて蒙古襞を再建し修正を行う（図2）．当院の蒙古襞形成術は福田の報告した逆Z法[3]と，土井の報告したshark fin flap法[4]を状態と希望により選択している．逆Z法は以前の目頭切開がZ

* Norihiro OHBA，〒106-0045　東京都港区麻布十番1-7-11 麻布井上ビル2F　プリモ麻布十番クリニック，理事長・院長

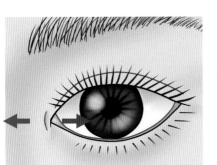

傷跡が目立つので綺麗にしたい

目頭の形を変えたくない場合

脂肪注入術

蒙古襞を減らして涙湖を出す方向

→ **瘢痕切除術＋筋皮弁**

蒙古襞を再建して涙湖を隠す方向

→ **蒙古襞形成術**

図 1. 傷跡を綺麗にしたい場合

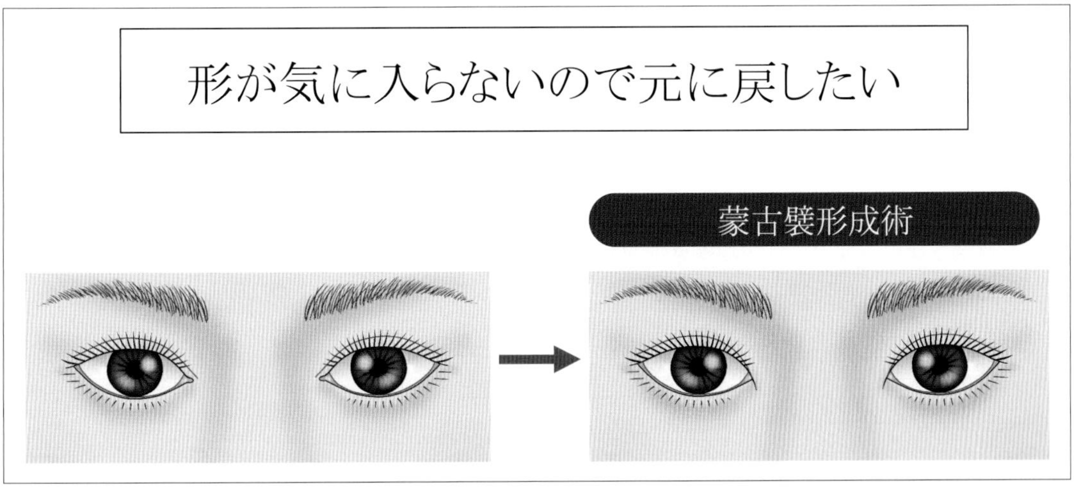

形が気に入らないので元に戻したい

蒙古襞形成術

図 2. 目頭の形を戻したい場合

形成術で行われている場合などにはとてもよい適応になる．蒙古襞が三次元的に再建される点も利点となる[3)5)]．Z 形成術以外で行われている場合，術後の目頭の形が丸い印象になる傾向があり，再建した蒙古襞内側上方の覆いが足りず角のある形態になる場合がある[3)]．目頭の形態を尖らせた形にしたい場合には shark fin flap 法が有用な方法である．

症例によっては一期的に修正を完了することが難しい場合もあり，二期的修正術を加えながら希望する形に近づけるようにしている．二期的に用いる術式としては，Z 形成術，VY advancement flap, island flap などの局所皮弁や脂肪注入術などを用いている．

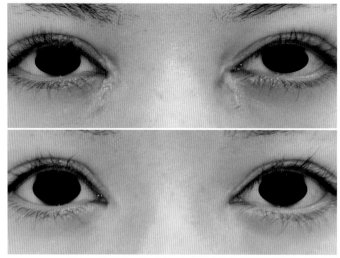

a
—
b

図 3. 症例 1
a：術前
b：瘢痕切除術＋脂肪注入術，術後 11 か月

方法について

1．目頭部分の形は変えたくないが傷を綺麗にしたい場合

　傷の改善や皮膚の質感の改善，陥凹を修正する目的などで脂肪注入術を行っている．形態にあまり影響を及ぼさない程度の瘢痕切除術を併用することもある．脂肪注入術は遠心精製後，更に細かく破砕した脂肪を再度遠心精製し 23～25 G 針で注入している．

症例 1：24 歳，女性

　5 年前に他院で目頭切開を受けたが，形は気に入っているので変えたくない．傷が目立って気になるため修正を希望され，一部瘢痕切除術＋脂肪注入術を行った．脂肪注入術は遠心精製後，更に細かく破砕した脂肪を再度遠心精製し 25 G 針で 0.3 cc 注入した．術後 11 か月では瘢痕の改善や陥凹部の改善を認める（図 3）．

2．涙湖をもっと出してもよい場合

　涙湖を出す方向で修正する場合には，瘢痕切除術＋筋皮弁による修正を行う（図 4-a）．目立つ瘢痕を正常皮膚との境界で切除する（図 4-b）．周囲の眼輪筋下を剥離し，筋皮弁同士を層々縫合する（図 4-c）．

症例 2：37 歳，女性

　5 年前に他院で目頭切開を受けたが，左の目頭の陥凹瘢痕の修正を希望され，瘢痕切除術＋筋皮弁による修正を行った．目立つ瘢痕を正常皮膚との境界で切除し，周囲の眼輪筋下を剥離し，筋皮弁同士を層々縫合した．術後 2 年 3 か月で涙湖は少し見えるようになったが，陥凹瘢痕は改善している（図 5）．

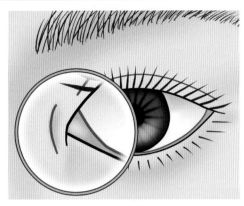

a．術前

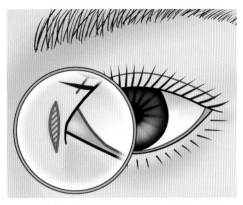

b．目立つ瘢痕を正常皮膚との境界で切除

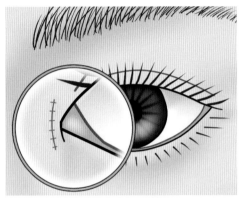

c．筋皮弁同士を層々縫合したところ

図 4. 瘢痕切除術と筋皮弁による修正のシェーマ

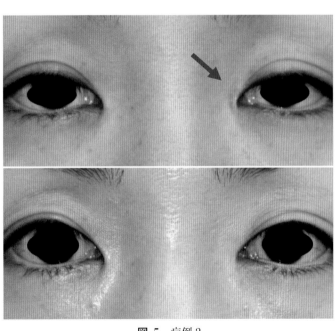

$\dfrac{a}{b}$

図 5. 症例 2
a：術前
b：瘢痕切除術，術後 2 年 3 か月

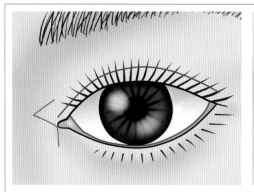

| a. 逆Z形成術のデザイン | b. 皮弁を移動縫合したところ |

図 6.
逆Z法のシェーマ

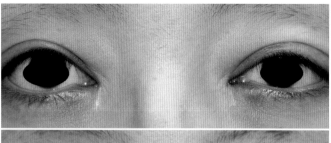

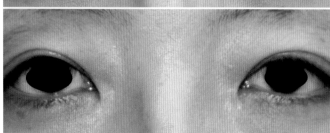

a
b

図 7.
症例 3
　a：術前
　b：逆Z法による蒙古襞形成術，
　　術後6か月

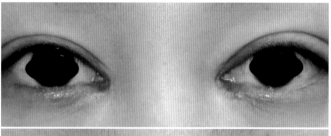

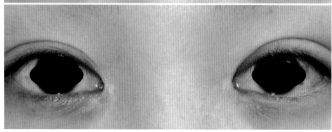

a
b

図 8.
症例 4
　a：術前
　b：逆Z法による蒙古襞形成術，
　　術後6か月

3. 涙湖を隠す方向で修正する場合

A. 逆Z法による蒙古襞形成術

　以前の目頭切開がZ形成術で行われている場合，再建後の蒙古襞の形が丸い形になってよい場合などに逆Z法による蒙古襞形成術を用いてい

る．逆Z法は内眼角の内側上方に正三角形の皮弁をデザインする（図6-a）．皮弁を挙上し，涙湖を隠すように下方へ移動させ，蒙古襞を再建する（図6-b）．希望する襞の大きさによってZ形成のpivotの位置や皮弁の大きさ，移動する向きをあ

図 9.
Shark fin flap 法の
シェーマ

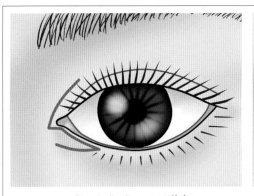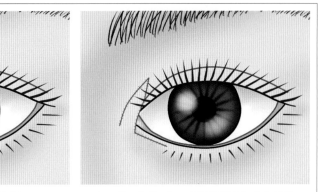

a．Shark fin flap のデザイン　　　b．Shark fin flap を移動縫合したところ

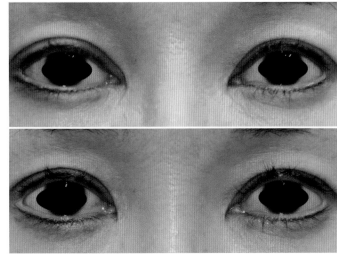

a
—
b

図 10.
症例 5
　a：術前
　b：Shark fin flap 法による右蒙古襞
　　形成術，術後 1 年

る程度調整している．部分的な瘢痕切除も必要が
あれば行っている．

　症例 3：29 歳，男性
　8 年前に他院で目頭切開を受けたが，形を戻し
たいという希望から逆 Z 法による蒙古襞形成術を
行った．目頭切開が Z 法であったため，ほぼ元通
りの形態に修正された(図 7)．

　症例 4：23 歳，女性
　2 か月前に他院で目頭切開を受けたが，蒙古襞
のある優しい印象に戻したいという希望から逆 Z
法による蒙古襞形成術を行った．術前目頭部分の
皮膚が切除されており皮膚が不足しているため，
術後は蒙古襞の形が丸い形になったが，患者の希
望の形となり満足を得た(図 8)．

　B．Shark fin flap 法による蒙古襞形成術
　瘢痕が大きく，皮膚が足りないと予想される症
例の修正，また目頭の形が丸くなるのは嫌で尖ら
せたい症例には shark fin flap 法が有効である．瘢

痕が大きく皮膚が不足している目頭部分に皮膚を
補うことができる優れた方法である．Shark fin
flap 法はかなり細長い皮弁となり，症例によって
は以前の瘢痕を flap の pedicle 付近に含んでしま
うため，皮弁の挙上は少し眼輪筋をつけるくらい
厚めとし，pedicle の幅も 3 mm 以上にしている
(図 9-a)．皮弁の pedicle の位置は再建する蒙古襞
の形を想像し最適な位置を決めている．鼻側に近
く pedicle をとれば尖った目頭形態となりやすく
なる．縫合の際は頬部の皮下を少し剝離し閉創す
る(図 9-b)．

　症例 5：48 歳，女性
　3 か月前に他院で目頭切開を受けたが，右目の
形が怖くなったので，左の目頭の形に近く戻して
欲しいと希望され，右のみ shark fin flap 法による
蒙古襞形成術を行った．術後 1 年で，涙湖が少し
隠れ，希望の尖った目頭の形態となった(図 10)．

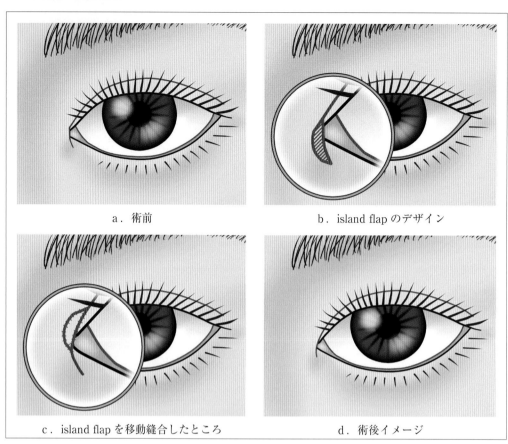

a．術前 b．island flap のデザイン

c．island flap を移動縫合したところ d．術後イメージ

図 11. Island flap 法のシェーマ

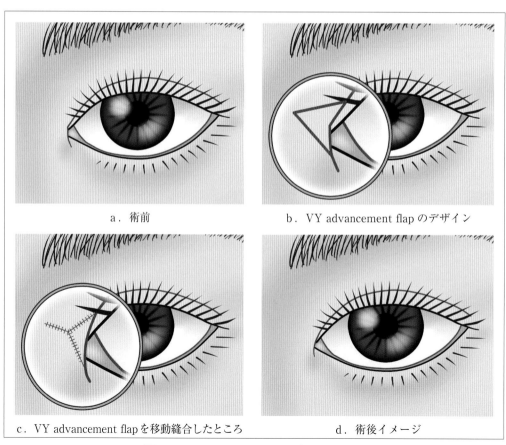

a．術前 b．VY advancement flap のデザイン

c．VY advancement flap を移動縫合したところ d．術後イメージ

図 12. VY advancement flap 法のシェーマ

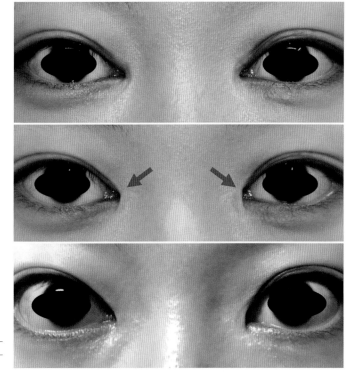

図 13. 症例 6
a：術前
b：逆 Z 法による蒙古襞形成術，術後 5 か月
c：island flap による二期的修正術，術後 1 年 5 か月

4．二期的手術

蒙古襞形成術後の傷や質感をさらに改善させる希望には脂肪注入術を行う．術後の形の微調整に用いる術式としては，Z 形成術，VY advancement flap，island flap などの局所皮弁を用いている．

逆 Z 法による蒙古襞形成術の問題点の 1 つとして，皮膚切除を伴う目頭切開をされている場合などには，下半分は襞が形成され隠れるが，組織不足が影響するためか上部のかぶさりが少なく，再建した蒙古襞の内側上部に角ができることが挙げられる[3]．そこでより自然な形態を得るべく，逆 Z 法の二次修正として局所に island flap を作成し修正を行った．再建した蒙古襞の大きさに合わせて island flap をデザインし，組織を補いたい蒙古襞上方へ移動させ縫合固定する（図 11）．経験した症例の island flap の大きさは 8×3 mm 程度，移動量は 2～3 mm であった．他に二期的手術として蒙古襞内側上部のかぶさりが少ない部分の大きさに合わせ VY advancement flap を用いてかぶさりを形成する方法も行っている（図 12）．

症例 6：24 歳，女性

目頭の上方から下方まで目立つ瘢痕を認め，涙湖もほとんど見えている状況を改善したいということで逆 Z 法による蒙古襞形成術を行った．術後は襞が再建され傷は目立ちにくくなったが，襞の形状が不自然である．目頭の下に再建された襞が大きく目立ち，目頭の上方との境界に角ができた（図 13）．手術術後 5 か月で両側 island flap によって修正を行った．二期的手術後 1 年 5 か月では下方の襞は小さくなり，上方の角の部分に組織が補われ，患者の求める自然な形態に近くなった．

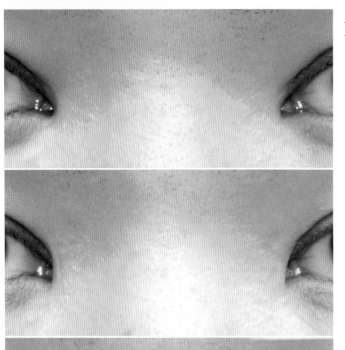

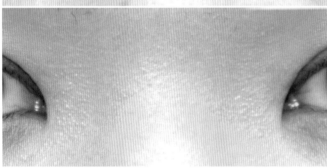

図 14.
症例 7
　　a：術前
　　b：逆 Z 法による蒙古襞形成術，術後
　　　 9 か月
　　c：VY advancement flap による二期
　　　 的修正術，術後 3 か月

症例 7：28 歳，女性

平行型二重を末広型の自然な二重にしたい，傷も隠したいという希望から逆 Z 法による蒙古襞形成術を行った．術後は襞が再建され二重は平行型から末広型へ変わり傷も目立ちにくくなったが，襞の形状が滑らかなカーブではなく不自然である．目頭の内側上方に角ができた．逆 Z 法術後 9 か月で両側 VY advancement flap によって修正を行った．二期的手術後 3 か月では角の部分に組織が補われ，患者の求める自然な形態に近くなった(図 14)．

症例 8：26 歳，女性

他院で目頭切開を受けたが，形を戻したいという希望から逆 Z 法による蒙古襞形成術などを行った．経過中尖った蒙古襞にしたいという希望から shark fin flap による蒙古襞形成術を行った．術後は蒙古襞が尖った形で，目頭上方のかぶさりのある蒙古襞が再建され，形は患者の希望に近くなったが，もう少し凹凸を減らし傷も綺麗にしたいと希望され，術後 3 か月で脂肪注入術を行った(図15)．

おわりに

当院で目頭切開の修正を行う際の術式選択および方法について述べた．多くは局所皮弁による修正が基本となるため，術後の形を想像しながらデザインを慎重に行い，皮弁の血行を考えながら丁寧に挙上を行っている．瘢痕も多く，通常よりも血行が悪いと考え，縫合も細めの縫合糸で愛護的に行うことが大切と思い手術を行っている．

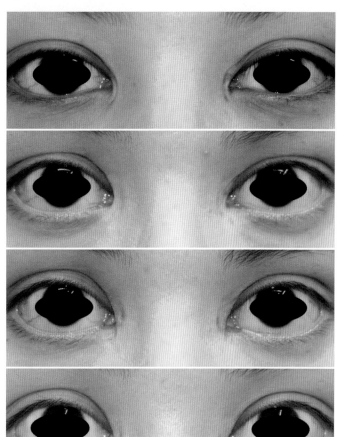

図 15.
症例 8
　a：術前
　b：逆Z法による蒙古襞形成術などで目頭
　　が丸くなった．
　c：Shark fin flap法による蒙古襞形成術，
　　術後 3 か月
　d：脂肪注入術，術後 3 か月

参考文献

1) Mashiko, T., et al.：Mechanical micronization of lipoaspirates：squeeze and emulsification techniques. Plast Reconstr Surg. **139**：79-90, 2017.
　Summary　脂肪を鋭的に細片化濃縮することで細い針で注入可能となり，脂肪由来間質細胞などにより組織のボリュームを増し活性化させることができる．

2) Kim, J., et al.：Autologous tissue graft in revision medial epicanthoplasty using subciliary fat and orbicularis oculi muscle. J Craniofac Surg. **28**：1972-1975, 2017.
　Summary　VY advancement法＋rotation flap法による蒙古襞形成術と同時に脂肪や筋組織を移植すると傷が綺麗になる．

3) 福田慶三，三苫葉子：内眼角形成術(2)―逆Z法による蒙古襞形成―. 形成外科. **60**(5)：492-497, 2017.
　Summary　目頭切開のZ形成術を反対に行う術式．

4) 土井秀明：内眼角形成術(3)―shark fin flap による蒙古襞再建―. 形成外科. **60**(5)：498-504, 2017.
　Summary　下眼瞼から皮膚を補い自然な蒙古襞を再建する有用な術式．

5) 上　敏明，長谷川時生：内眼角形成術. 形成外科. **48**：S140-S146, 2005.
　Summary　Z形成術の逆の発想からVY advancement法＋rotation flap法による蒙古襞形成術を行っている．

形成外科領域雑誌ペパーズ

PEPARS

2021年のペパーズ増大号！

眼瞼の手術アトラス
―手術の流れが見える―

No.**171**
2021年3月増大号
オールカラー216頁
定価　5,720円
（本体　5,200円＋税）

編集／帝京大学教授　小室裕造

コマ送り写真と文章で手術の流れをわかり
やすく解説！
エキスパートが "ここ！" という手術のコツを
抽出して写真を提示しているので、
わかりやすい！
22人の豪華執筆陣による贅沢な特集号です！

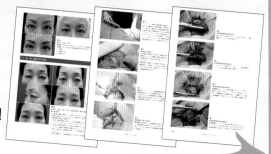

コマ送り写真で
手術の流れが見える！

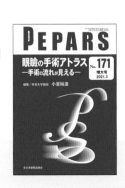

←弊社HPで各論文のキーポイントをcheck！

全日本病院出版会　〒113-0033 東京都文京区本郷 3-16-4　Tel:03-5689-5989
www.zenniti.com　　　　　　　　　　　　　　　　　　Fax:03-5689-8030

PEPARS No.176：27-32，2021

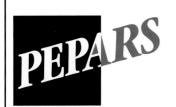

◆特集／美容外科の修正手術―修正手術を知り，初回手術に活かす―

美容外科手術によって生じた下眼瞼後退の修正術

高野　敏郎*

Key Words：下眼瞼後退(lower eyelid retraction)，下眼瞼下制術(lower eyelid enlargement)，ミッドフェイスリフト (midface lift)，硬口蓋粘膜移植(hard palate graft)，外眼角固定(lateral canthopexy)

Abstract　　下眼瞼後退の治療にあたっては，前葉，中葉，後葉の問題を把握しそれぞれにアプローチすることが重要であり，各々の状態に適した手術を組み合わせて修正を行う必要がある．筆者は，症例によって，癒着，瘢痕の十分な剥離，硬口蓋粘膜移植，ミッドフェイスリフト，外眼角固定を適宜組み合わせて修正を行っている．

　　前葉から後葉に生じた瘢痕の十分な解除は必須であるが，この操作のみで改善できる症例は組織の不足が軽度である場合に限られる．不足が高度の場合は，十分な剥離に加えて組織を補い後戻りを防ぐ必要がある．前葉の不足がある症例に対しては，整容面を考慮してミッドフェイスリフトを利用し皮膚の不足を補い，後葉の不足がある症例に対しては，硬口蓋粘膜移植を行っている．また，後戻りを予防する目的で外眼角固定を併用している．希望される形態を再現するためには，できるだけ過矯正とならない術式の選択が重要である．

はじめに

　下眼瞼が下方に変位した状態である下眼瞼後退は，美容外科手術の合併症として生じるだけでなく，希望に合わせて下眼瞼を下方に吊り下げる下眼瞼下制術の結果としても生じる場合がある．

　下眼瞼下制術[1]は，眼瞼牽引筋膜(lower eyelid retractor；以下，LER)を瞼板へ短縮固定し下眼瞼を適度に後退させることで，いわゆる吊り目を改善し目を大きく見せることのできる美容的な手術である．しかし，手術後，下げすぎてしまったので三白眼を改善したい，笑顔が不自然，好みが変わったなどの理由で術前の下眼瞼の形態に戻す方向で修正を希望される場合があり，下眼瞼後退に準じた治療が必要になる．実際に筆者が経験した下眼瞼後退の修正治療のほとんどが下眼瞼下制

術の術後の症例である．

　筆者が現在行っている術式と治療方針について述べる．

診　断

　手術歴や経過についての問診と診察により状態を把握する．三白眼の程度，vertical traction test などの下眼瞼の診察から，皮膚，結膜の不足の有無，瘢痕の程度，下眼瞼の弛緩の程度について判断する[2]．一般的に，組織の不足があり，瘢痕が高度な症例では，vertical traction test で希望位置まで下眼瞼を引き上げることが困難である．また，前葉の不足がある症例は皮膚側の緊張感が強く，後葉の不足が著しい場合は瞼板を翻転させることも困難である．2, 3 mm 以上の三白眼がある症例は前葉，後葉の不足がある可能性が高いと考えている．

　また，不足の程度が相対的に結膜側優位の場合は内反傾向を，皮膚側が優位の場合は外反傾向を示す場合が多い．中には眼瞼内反，睫毛内反によ

*　Toshiro TAKANO, 〒107-0062　東京都港区南青山5-2-12 G ビル南青山03 2F　KAUNIS CLINIC, 院長

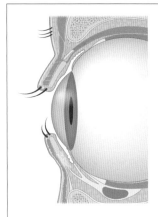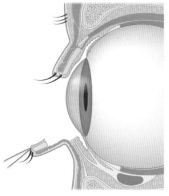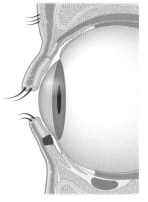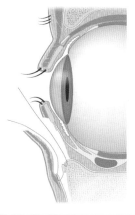

図 1. 手術方法　　　　　　　　　　　　　　　　　a｜b｜c｜d

a：術前．内反傾向を示す場合が多い．
b：瘢痕剝離．結膜を切開し，瞼板とLERとの癒着，瘢痕を十分解除する．
c：硬口蓋粘膜移植．スペーサーとして硬口蓋粘膜を移植する．
d：ミッドフェイスリフト．睫毛下切開から骨膜下を広く剝離し頬部皮弁を頭側へ引き上げ骨に固定することで不足した皮膚を補う．

る角膜損傷，閉瞼不全によるドライアイなどの機能的な問題を生じ，眼科より修正を勧められる症例も存在する．

治療方針

前葉の不足があると判断した症例に対しては，植皮を考慮する前に，整容面に配慮してミッドフェイスリフトを利用した頬部皮弁により皮膚の不足を補うことを第1選択としている[3)4)]．後葉の不足があると判断した症例に対しては，硬口蓋粘膜移植を選択している．硬口蓋粘膜は粘膜面であることに加えて，適度な硬さがあるため下眼瞼の位置を支持しておけるスペーサーとしての役割が期待できる利点が大きく，ほかの移植片より優れていると考えている[5)6)]．

また，術前に水平方向の弛緩を認めなくても後戻りを予防する目的でほぼ全例で外眼角固定も併用している．

手　術

1．瘢痕の十分な剝離（図1-b）

瞼板直下の結膜を切開し，瞼板とLERの癒着部を剝離し，下眼瞼が緊張なく希望位置に戻るまで周囲の瘢痕を十分解除する．脂肪再配置などの手術を併用している場合は，眼窩骨縁を越えて広範な剝離が必要になることも多い．

2．硬口蓋粘膜移植（図1-c，図3-a）

硬口蓋より，骨膜を含めず粘膜を採取する．片側でおよそ20×5 mmほどの大きさを目安としている．採取部には人工真皮（インテグラ®）を貼付する．下眼瞼の位置を元の位置に戻すことによって生じた結膜欠損部へ採取した粘膜を移植する（図1-c）．

3．ミッドフェイスリフト（図1-d，図2）

睫毛下切開から眼窩縁を越えて剝離し，眼窩下神経に注意したうえで，頬骨骨膜下で比較的広範に剝離を行う．眼窩縁の骨にホールを開け，2-0マルチフィラメント吸収糸（2-0 VICRYL®）で頬部皮弁を頭側へ前進させて固定することで，睫毛縁の不足する皮膚を補う[4)]．

4．外眼角固定と矯正程度（図3-b）

後戻りを予防するため，糸で吊り上げる簡易的な外眼角固定[8)]も追加する．結紮した糸を埋入するための5 mmほどの小切開を二重ラインの外側に置いた上で，外眼角交連にメスで小孔をあけ5-0モノフィラメント吸収糸（5-0 LACLON®）を刺入し外眼角靱帯を眼窩骨膜へ固定し少し過矯正の位置で固定する．

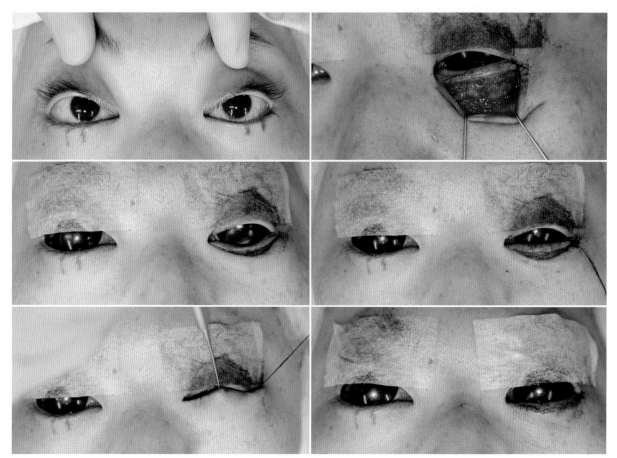

図 2. 瘢痕剥離, ミッドフェイスリフト(症例 2)

a：術前. 左下眼瞼後退を認める.

b：睫毛下切開. 結膜切開から瘢痕を十分剥離

c：剥離が終了したところ

d：結膜面に硬口蓋粘膜を移植し瞼縁の位置を戻したところ. 皮膚側に欠損を生じている.

e：ミッドフェイスリフト. 眼窩縁を越えて, 骨膜下に広く剥離を追加し, 頬部皮弁を頭側へ前進させる.

f：縫合終了時

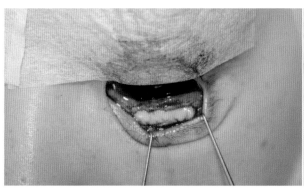

図 3. 硬口蓋粘膜移植, 外眼角固定

a：硬口蓋粘膜を移植したところ

b：外眼角固定. 外眼角交連より刺入した糸を骨膜へ結紮固定するところ(文献 7 より転載)

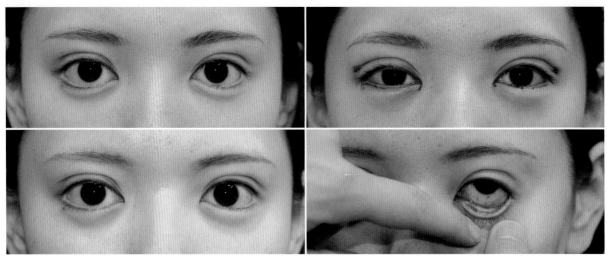

図 4. 症例 1：瘢痕剝離，硬口蓋粘膜移植，外眼角固定施行（文献 7 より転載）
　　a：術前
　　b：術直後．やや過矯正の位置となっている．
　　c：術後 6 か月時
　　d：術後 6 か月時．移植した粘膜を示す．

a | b
c | d

もともと目の外側を大きくしたい希望があり手術を受けた経緯のある患者が大多数のため，三白眼は改善したいが，目尻側はあまり戻したくないという要望が多い．過矯正となりいわゆる吊り目の状態になることは好まれない．そのため，術後一定期間のみ，横方向への緊張を少し強めて後戻りを予防することを目的とし，あまり吊り上げない矯正程度が望ましいと考えている[7]．

また，lateral tarsal strip のような外眼角形成や耳介軟骨移植による強固な支持・固定は，固定力が強い反面，患者が理想とする下眼瞼形態を再現することは難しく，瞼裂が狭くなるとともに下眼瞼外側の勾配も急となりいわゆる吊り目になる傾向がある．また，下眼瞼の動きが固定されてしまうため，笑顔時などの表情の不自然さも生じると考えられる．そのため，これらの強固な固定は，下眼瞼後退の程度が強い場合，前述の術式で修正が困難な場合の選択肢として考慮している[7]．

5．タッチアップサージェリー　二次修正
A．脂肪注入
瘢痕を十分解除することで下眼瞼の組織を引き伸ばして元の位置に戻すために，術後の下眼瞼のボリューム変化，涙袋の形態の変化が起こる場合がある．特に，戻す幅が大きく，脂肪再配置による瘢痕が高度で眼窩脂肪が不足している症例でその傾向がある．このような症例ではタッチアップによる脂肪注入の可能性も念頭に置いた方がよい．

6．初回の下眼瞼下制術について
このような修正手術を避けるため，明らかな三白眼を生じるような過度な下眼瞼下制術は避けて，結膜はできるだけ温存するのが望ましい．

また，手術によって瞼縁が下がることで，その下げ幅に応じて皮膚が余り睫毛内反を呈する傾向となる．皮膚切除で対応する場合も，切除量が増えるに従い，睫毛側に頬側の厚い皮膚があたることになり不自然さを生じる要因となる．

以上の点から大幅に下げる下眼瞼下制術は機能面だけでなく整容面でも好ましい結果が得られないと考えられる．

症　例
症例 1：27 歳，女性
8 か月前に韓国の美容クリニックで，下眼瞼下制術，下眼瞼眼窩脂肪再配置，目尻切開を受けた．手術は結膜側からのアプローチのみであった．下眼瞼が下がりすぎているのでいわゆる三白眼を改善し希望位置まで戻したい，睫毛の向きが気になる，笑顔が不自然になったので改善したいと当院

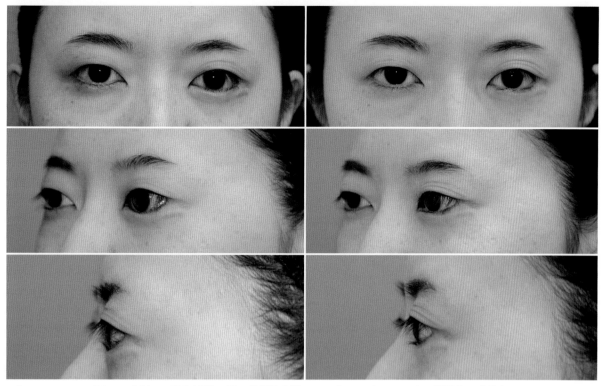

<table>
<tr><td>a</td><td>b</td></tr>
<tr><td>c</td><td>d</td></tr>
<tr><td>e</td><td>f</td></tr>
</table>

図 5. 症例 2：瘢痕剝離，硬口蓋粘膜移植，ミッドフェイスリフト，外眼角固定施行

a：術前．正面　　　　b：術後 6 か月．正面

c：術前．斜位　　　　d：術後 6 か月．斜位

e：術前．側面　　　　f：術後 6 か月．側面

を受診した．下眼瞼の scleral show は右 3 mm，左 2 mm，両側とも睫毛内反を認めた．

　初回の修正手術は，患者の希望もあり剝離のみの手術を行ったが後戻りを生じ効果が得られなかったため，二期的に剝離手術に加えて，硬口蓋粘膜移植，外眼角固定を行った．術後は後戻りなく経過した．術後 6 か月で，睫毛内反，三白眼は改善し希望の形態となった（図 4）．笑顔の際の不自然さも感じなくなったと術後結果に満足している．

症例 2：34 歳，女性

　10 年前に，他院で皮膚切除を併用する下眼瞼下制術を受けた．術後，左の三白眼の程度が強かったため，元に戻す修正術を受けた．術後内反を生じたが経過を見ていた．さらなる改善を希望されて当院を受診した．

　下眼瞼の scleral show は左 2 mm，眼瞼内反を認めた．前葉，後葉の不足があると判断し瘢痕解

除に加えて，硬口蓋粘膜移植，ミッドフェイスリフト，外眼角固定を行った．

　術後，希望位置まで戻すことができ，眼瞼内反も改善した．

まとめ

　美容外科術後に生じた下眼瞼後退を治療する際には，状態に適した複数の手術を組み合わせて治療を行う必要がある．

　できるだけ過矯正にならない方法を組み合わせることが，患者の満足度を上げることにつながると考えられる．

　本論文について，他者との利益相反はない．

　本論文の症例は，筆者がプリモ麻布十番クリニック勤務時に経験した症例である．

参考文献

1) Hirohi, T., Yoshimura, K.：Vertical enlargement of the palpebral aperture by static shortening of the anterior and posterior lamellae of the lower eyelid：a cosmetic option for Asian eyelids. Plast Reconstr Surg. **127**：396-406, 2011.
   Summary　下眼瞼の外側の勾配を美容的に変化させる画期的な手術方法，下眼瞼下制術について報告したオリジナルの論文.

2) Patipa, M.：The evaluation and management of lower eyelid retraction following cosmetic surgery. Plast Reconstr Surg. **106**：438-453；discussion 454-459, 2000.

3) Chung, J. E., Yen, M. T.：Midface lifting as an adjunct procedure in ectropion repair. Ann Plast Surg. **59**：635-640, 2007.

4) Pascali, M., et al.：Vertical midface lifting with periorbital anchoring in the management of lower eyelid retraction：a 10-year clinical retrospective study. Plast Reconstr Surg. **140**：33-45, 2017.
   Summary　下眼瞼後退治療の1つとして，ミッドフェイスリフトの有効性を述べている.

5) Larsen, S. D., et al.：Histological and clinical evaluation of the hard palate mucous membrane graft for treatment of lower eyelid retraction. Acta Ophthalmol. **95**：295-298, 2017.

6) Wearne, M. J., et al.：Autogenous hard palate mucosa：the ideal lower eyelid spacer? Br J Ophthalmol. **85**：1183-1187, 2001.

7) 高野敏郎ほか：硬口蓋粘膜移植と外眼角固定を用いた下眼瞼下制術後の修正治療. 形成外科. **63**：1555-1562, 2020.
   Summary　後葉の不足のある症例に対する修正術について述べた.

8) 柿﨑裕彦：眼瞼外反. 超アトラス眼瞼手術―眼科・形成外科の考えるポイント―. 村上正洋ほか編. 245-254, 全日本病院出版会, 2014.
   Summary　糸で行う簡易的な外眼角固定の手技の実際についてわかりやすく記載されている.

PEPARS No.176：33-40, 2021

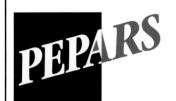

◆特集／美容外科の修正手術―修正手術を知り，初回手術に活かす―

他施設眼瞼下垂手術後の修正手術

島倉　康人*

Key Words：眼瞼下垂（blepharoptosis），眼瞼形成術（blepharoplasty），腱膜前転（levator aponeurosis advancement），重瞼（double eyelid），左右差（left-right difference）

Abstract　眼瞼下垂手術のニーズは高く，多くの施設で施行されている．扱う施設により治療方針は異なることもあり，手術手法も様々存在する．

開閉瞼は眼瞼挙筋，Müller 筋，前頭筋の開瞼に働くものと，閉瞼に働く眼輪筋，開瞼抵抗となる軟部組織や靭帯，重力などのバランスで成り立っており，Müller 筋機械受容器から脳幹を介してのメカニズムで制御されている．その一部で問題が生じれば，開閉瞼の不具合が生じ得る．

手術操作で麻酔から縫合の全ての段階で低侵襲・迅速な操作を左右対称に行うことが問題の回避につながる．問題が生じた場合，病歴や計測による十分な情報の取得に努め，問題の原因を把握してその改善を図るために最も適当な処置を選択することが満足いく解決につながると考える．

はじめに

本邦において，眼瞼下垂の治療はニーズが高く，形成外科，美容外科，眼科，皮膚外科など多くの施設で施行されている．眼瞼下垂に対する考え方も異なる面があり，その治療手技も様々である．眼瞼下垂手術は一度施行すれば永遠に治療が必要なくなる治療ではなく，加齢や再発で修正手術を受けることは少なくない．また，整容的な面で修正を希望されることもある．修正を行う場合，その原因や施行された手術方法によって修正方法も異なってくる．他施設で施行された眼瞼下垂手術の修正手術について，症状や原因に従った対処法を述べる．

対　象

眼瞼下垂術後に修正を希望して受診される患者さんの訴えは様々である．2008 年 1 月から 2015年 8 月までに，北里大学病院で施行された他施設眼瞼下垂手術後の修正手術は25症例で，後天性は22 例，先天性が 3 例であった．瞼裂の左右差が 10例と一番多く，下垂再発が 9 例，眼瞼内反が 3 例，重瞼の左右差が 2 例，重瞼線の不整が 1 例，眼瞼痙攣が 1 例であった．

ここでは，その後経験された症例も踏まえ，下垂再発，瞼裂の左右差，瞼裂形態の不整，過矯正，眼瞼内反，重瞼の左右差，眉毛下垂，眉毛位置の左右差，眼瞼痙攣について検討する．

方　法

下垂の修正にあたっては，状態の把握と，その症状がどういう原因で引き起こされているのかを把握し，その改善を図ることが大切である．計測

* Yasuhito SHIMAKURA，〒151-0053　東京都渋谷区代々木 2 丁目 16-7 山葉ビル 2 階　東京メモリアルクリニック美容外科部門，医長

や既往の把握により，適切な治療法を選択する必要がある．

今回は広く施行されている挙筋腱膜前転固定術を中心に，Müller 筋短縮術およびタッキング，余剰皮膚切除術における修正理由の発生原因を検討し，それに対する一般的な改善方法を提示する．

機能的な問題の修正

1．下垂再発

眼瞼下垂術後は改善が得られていたが，経時的に下垂が再発したもの．

A．原因

挙筋腱膜前転固定手術を受けた患者で比較的短期に再発した症例は，縫合固定された挙筋腱膜と瞼板との間の癒着形成がうまくいかず，固定位置がずれたり離開したりしていることが多い．これは再手術時に前回縫合した非融解糸が高位に移動していることで確認される．融解糸を用いていた場合，糸が融解する時期に急に下垂が再発する例も経験された．

眼瞼挙筋の変性で筋の収縮能が低下することも考えられるが，腱膜性下垂の場合は MRD-1 の低下に比して，挙筋機能の低下は顕著でないことが多い．

下垂の再発は左右同時に起こるとは限らず，片側の下垂が先行すれば，瞼裂の非対称を生じる．

多くは重瞼幅の開大を伴うが，上眼瞼前葉のたるみによる下垂感では重瞼幅は縮小する．

B．治療

挙筋腱膜前転術後の再発の場合，再度の前転術が可能である．

前回の手術で挙筋腱膜の断端を皮膚と縫合し重瞼を形成している場合，前回切開部からアプローチすることで容易に挙筋腱膜を同定できる．

そうでない場合は瞼板存在部で瞼板を露出するとともに，挙筋腱膜と眼窩隔膜間の眼窩脂肪をメルクマールとして挙筋腱膜を同定する．

外角，内角の離断の有無を確認し，必要なら離断する．十分 Müller 筋との間を剥離し，挙筋腱膜の動きを確認したら，挙筋腱膜の白色でしっかりした部位を瞼板に縫合固定する．再発を繰り返す症例では Müller 筋タッキングや挙筋群前転術等を考慮する．

2．瞼裂，開瞼の左右差

術後早期より開瞼に左右差があるもの．

A．原因

挙筋機能が対等であった場合，挙筋の前転量の左右差，固定位置の左右差に起因することが多い．

開瞼の左右差が出ないよう，術中に確認を行うが，局所麻酔の量や腫脹の左右差，内出血などで術中判断に過誤が生じることもある．

B．予防と治療

遷延する腫脹がある場合，腫脹の消退する 3 か月以降を目処に再手術を行う．

手術は左右同時に行った方が左右差の調節は行いやすい．片側で行う場合，後日の対側の手術を考慮して術中の所見を詳細に記録しておく．

腫脹や眼輪筋の弛緩，内出血による左右差を減らすため，局所麻酔は左右均等になるように施行する．30 G 以上の細い注射針を用い，切開線より睫毛側では皮下の浅い層へ，頭側では切開線より離れた位置で眼輪筋下の神経ブロックを行う．

手術操作は下垂再発時と同じであるが，両側の手術を行う場合は左右交互に操作を行い，固定位置や開瞼幅，瞼裂形態が対称になるようにする．片側施行例や腫脹に左右差がある例では，上方視での瞼縁位置が参考となる．

3．眼瞼内反

眼瞼の内反により，睫毛が内反して眼球に接する状態．

A．原因

生来の一重のように上眼瞼前葉が開瞼に伴って睫毛側に動く状態．経結膜の Müller 筋短縮やタッキングを行い，開瞼量が増したのに前葉の固定を

行わなかったために生ずることが多い．前方アプローチでも，重瞼固定を行わなかった場合は起こり得る．

B．予防と治療

開瞼時に睫毛近位の皮膚が尾側移動をするか術前に確認し，経皮的な切開に切り替えるか，重瞼の固定を行う．切らない眼瞼下垂手術（経結膜Müller筋タッキング）の場合は，埋没重瞼形成を同時に行う．

眼瞼内反となった場合，余剰皮膚切除を伴う眼瞼内反手術を施行する．

4．過矯正，過開瞼，閉瞼不全，兎眼

先天性眼瞼下垂に対する挙筋短縮術や筋膜移植による吊り上げ術では経験するが，腱膜性眼瞼下垂では発生はそれほど多くはない．

A．原　因

前転量が過大であった場合に起こり得る．皮膚切除量，眼輪筋切除量が過大であった場合も発生する．

B．予防と治療

腱膜を固定する際，開瞼させて過開瞼になっていないかを確認する．腫脹や内出血により，開瞼が制限されている状態では，過剰に前転してしまう可能性が，また局所麻酔が後葉まで広がってしまった場合は挙筋力の減弱が起こる場合もあり，局所麻酔や手術操作に気を付ける．また，余剰皮膚切除は過量にならないよう注意する．

過開瞼に対しては挙筋の後転術を行う．挙筋腱膜の瞼板への固定位置を頭側に移動させて再固定するが，余剰と判断された挙筋腱膜が切除されている場合は後転量が不足する．外角が切離されていない場合は，外角を切離し，内側にシフトさせることにより後転量をかせぐことができる．挙筋短縮のような操作をされた場合は筋膜などの移植が，筋膜移植による吊り上げ術後の場合は筋膜固定位置の変更や再移植が必要となる．

5．眼瞼痙攣，開瞼失行

挙筋前転手術後に眼輪筋の痙攣を発症する場合がある．間代性，強直性の眼輪筋の過収縮により開瞼が制限され，眼瞼は下垂する．

A．原　因

挙筋腱膜の固定時にMüller筋内の機械受容器に糸がかかり，Müller筋内の機械受容器が持続的入力を受けることによって眼輪筋の痙攣が引き起こされるとされる．原発性の眼瞼痙攣とは機序が異なる可能性がある．

B．予防と治療

眼瞼下垂手術時にMüller筋に糸をかける場合は機械受容器が多く存在すると言われるMüller筋瞼板近位部を避ける．

眼瞼痙攣の一般的治療ではボツリヌス毒素A注射が推奨される．これは診断にも役立つ．

外科的治療では，以前は眼輪筋，皺眉筋切除が行われてきたが，最近ではMüller筋機械受容器の感度を減少させる手術も行われている．Müller筋の瞼板接続部を離断し，機械受容器の存在部位を一定量切除する[1]．

整容的問題の修正

1．重瞼の左右差

重瞼形態の左右差は眼瞼下垂術後の訴えで比較的多い症状である．余剰皮膚や腫脹の左右差，開瞼の左右差や眉毛位置など様々な要因で生ずる．

A．原　因

形成された重瞼の引き込み位置に差があると，左右差が生ずる．重瞼より眉毛側の余剰皮膚が多いと皮膚はより多くかぶり，重瞼は狭くなる．重瞼より睫毛側の腫脹が強いと重瞼は広くなる．開瞼が制限され，下垂していると重瞼は広くなり，腱膜性下垂が再発していると重瞼は開大する．眉毛が挙上すると重瞼幅は広くなる．

B．予防と治療

眼瞼下垂手術時に局所麻酔操作から縫合に至る

まで，左右同等の操作を行うことを心がける．

重瞼の左右差を診察する際は何がその要因となっているのか把握するために，重瞼固定位置やMRD-1，余剰皮膚の量や眉毛の位置などを計測し，治療にあたっては腫脹が消失するのを待って施行する[3]．

余剰皮膚が片側で多く，それによって重瞼が狭くなっている場合は重瞼より眉毛側の皮膚を適当量切除し，重瞼固定位置を対称にすることで改善する．切除量は座位にてブジー等で開瞼時に重瞼が対称になるようシミュレーションを行い，前回切開線からブジー位置までの長さの1.5倍幅で皮膚切除を行い，対称位置に重瞼引き込み位置を形成する．

眼瞼下垂によって重瞼が開大している場合は，再度眼瞼下垂手術を施行し，挙筋腱膜の断端で重瞼引き込みを形成すれば改善することが多い．

重瞼固定位置に過誤がある場合，重瞼の引き込み位置を変更することになるが，単純に皮膚切除だけでは移動することが難しい．特に広く形成された重瞼を狭くする場合，眼瞼下垂手術を行って瞼裂を開大させるとともに重瞼引き込み位置を調整し，二重形成を確実にするために重瞼吊り上げ手術や谷折り縫合を追加する必要が生じることが多い．

2．眉毛高の左右差

眼瞼下垂術後に眉毛高の位置に左右差を生じることがある．

A．原　因

眼瞼下垂があると眉毛は挙上されていることが多く，眼瞼下垂手術を施行すると眉毛は下降することが多い．挙筋腱膜の前転によりMüller筋の機械受容器に対する伸展刺激が減弱することにより前頭筋の収縮が減弱することに起因すると考えられる[2]．片側の腱膜性下垂の改善が不完全だと眉毛の挙上は残存し，眉毛位置の左右差が生じる．挙筋機能に左右差があり，片側のみに内外角の離断を行った症例で，離断側のみ眉毛が下垂した症

例を数例経験した．

B．予防と治療

眉毛挙上は術後も残ることがあり，術前に眉毛を挙上しないで開瞼する練習を奨める．

手術に際しては挙筋腱膜の前転を過不足なく行い対称性を得るよう努める．

内外角の離断は左右対称に行う．

改善手術は再度の挙筋前転で調整するが，前頭筋へのボツリヌス毒素A注射も一助となる．

3．予定外の重瞼線，重瞼の乱れ

重瞼線より眉毛側に重瞼の引き込みが形成されることがある．

A．原　因

切開線より眉毛側の眼輪筋や眼窩隔膜の横方向の力によって形成されることが考えられるが，原因ははっきりしない．

B．予防と治療

切開線より眉毛側の眼輪筋を切除しすぎないようにし，重瞼の引き込み位置の上縁に眼輪筋が来るように皮膚・腱膜と縫合する．

予定外の重瞼線が形成された場合は，皮膚・眼輪筋を剝離して，重瞼引き込み線が谷折りになるよう眉毛上への糸での吊り上げ手術を行う[4]．

症　例

症例1：62歳，女性

1年前に形成外科クリニックで眼瞼下垂手術を施行される．左の眼瞼下垂と重瞼の左右差を主訴に受診．初診時に左の眼瞼下垂，重瞼の開大，左眉毛挙上を認める(図1-a, b)．左の眼瞼下垂手術を施行．前回切開線を切除するデザインとした(図1-c)．切開瘢痕は瞼板上縁の結膜に癒着し，挙筋腱膜は頭側に変位していた(図1-d)．術後6か月，下垂は改善し，眉毛は下垂，重瞼幅もバランスが取れている(図1-e, f)．

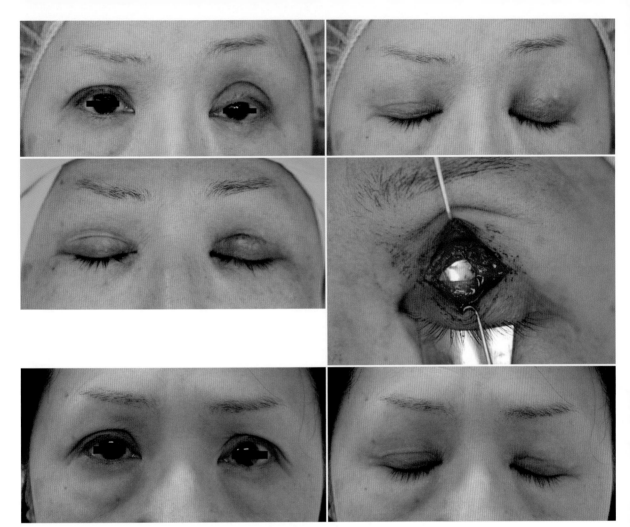

図 1. 症例 1：62 歳，女性

a，b：初診時に左の眼瞼下垂，重瞼の開大，左眉毛挙上を認める．

c：左の眼瞼下垂手術を施行．前回切開線を切除するデザインとした．

d：切開瘢痕は瞼板上縁の結膜に癒着し，挙筋腱膜は頭側に変位していた．

e，f：術後 6 か月．下垂は改善し，眉毛は下垂，重瞼幅もバランスが取れている．

<table>
<tr><td>a</td><td>b</td></tr>
<tr><td>c</td><td>d</td></tr>
<tr><td>e</td><td>f</td></tr>
</table>

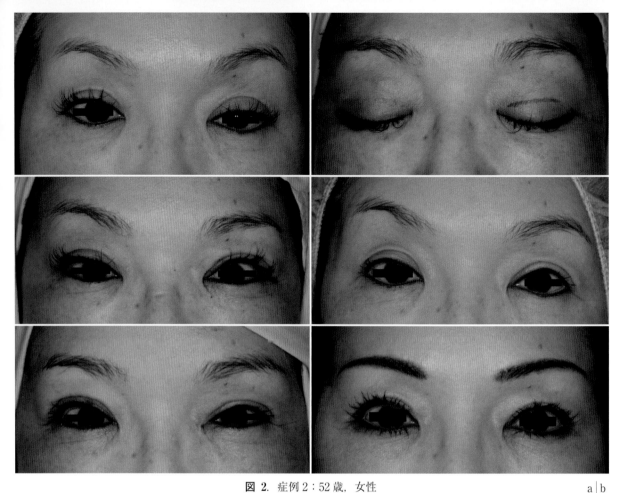

図 2. 症例 2：52 歳，女性

a：瞼裂および重瞼幅の左右差，両側の眉毛挙上を認める.
b：右にも軽度の下垂を認めるが，左のみの手術を希望し，左の眼瞼下垂手術を施行
c：術後，左の重瞼幅は狭まり，眉毛は下垂した.
d：術後経過で右の下垂が顕在化してきたため，右の下垂手術を行った.
e，f：術後 6 か月，両側の瞼裂，重瞼，眉毛高の対称性が得られた.

a	b
c	d
e	f

症例 2：52 歳，女性

　5 年前に両側の眼瞼下垂手術を施行されている．左眼瞼下垂の再発を主訴に受診．瞼裂および重瞼幅の左右差，両側の眉毛挙上を認める(図 2-a)．右にも軽度の下垂を認めるが，左のみの手術を希望し，左の眼瞼下垂手術を施行(図 2-b)．術後，左の重瞼幅は狭まり，眉毛は下垂した(図 2-c)．術後経過で右の下垂が顕在化してきたため，右の下垂手術を行った(図 2-d)．術後 6 か月，両側の瞼裂，重瞼，眉毛高の対称性が得られた(図 2-e, f)．

症例 3：71 歳，女性

　眼科で眼瞼下垂手術を施行後，睫毛が内反して結膜にあたることを主訴に受診した．左の眼瞼が内反し，重瞼が消失，左の眉毛挙上を認める(図 3-a, b)．左の眼瞼内反症手術を施行した．眼瞼後葉に瘢痕が顕著で，内反は改善したものの重瞼幅は開大し，予定外の重瞼線が形成された(図 3-c, d)．右にも軽度の下垂を認めたため，右の下垂手術と左の瘢痕切除と重瞼線の吊り上げ手術を行った．吊り上げは 5 日で解除した(図 3-e, f)．腫脹の遷延のため，左の重瞼線が若干広いものの，瞼裂と眉毛の対称性は得られた(図 3-g, h)．

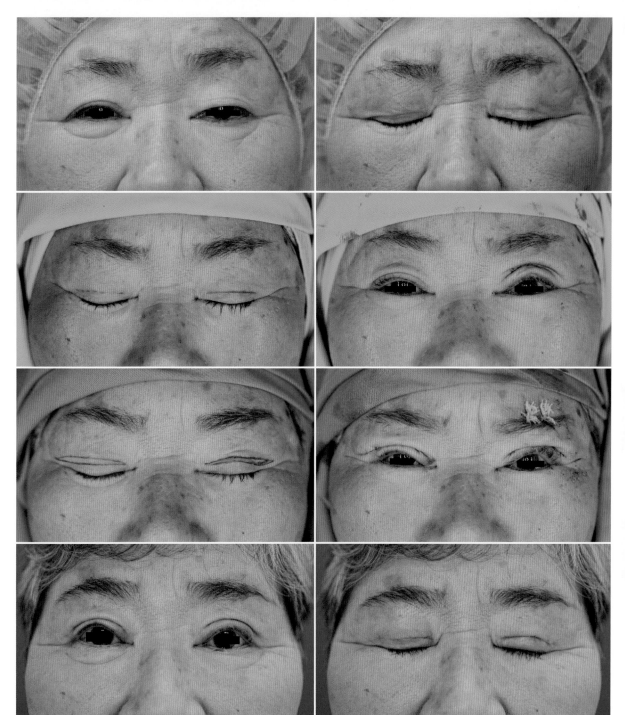

<table>
<tr><td>a</td><td>b</td></tr>
<tr><td>c</td><td>d</td></tr>
<tr><td>e</td><td>f</td></tr>
<tr><td>g</td><td>h</td></tr>
</table>

図 3. 症例 3：71 歳，女性

a，b：左の眼瞼が内反し，重瞼が消失，左の眉毛挙上を認める.

c，d：左の眼瞼内反症手術を施行した. 眼瞼後葉に瘢痕が顕著で，内反は改善したものの重瞼幅は開大し，予定外の重瞼線が形成された.

e，f：右にも軽度の下垂を認めたため，右の下垂手術と左の瘢痕切除と重瞼線の吊り上げ手術を行った. 吊り上げは 5 日で解除した.

g，h：腫脹の遷延のため，左の重瞼線が若干広いものの，瞼裂と眉毛の対称性は得られた.

まとめ

眼瞼下垂手術は眼瞼を挙上し視機能の改善を目指す手術であるが，眼瞼形態は整容的に重要な要素であり，整容面での結果も求められる．眼瞼下垂手術では種々の問題が起こり得るが，その治療には現状の把握と原因の究明，そしてそれに合わせた治療法の選択が必要である．現状の把握には計測による客観的なデータの取得が重要である．原因の究明は病歴の詳細な把握と得られた計測データから判断するが，前医の手術記録や経過写真の入手なども重要な情報となる．治療にあたっては脳を介した開閉瞼のメカニズムを考え，原因に対応した治療を選択するのがよい．

参考文献

1) 伴　緑也：新しい眼瞼痙攣に対する手術療法―ミュラー筋機械受容器の感度を減少させる手術―．信州医誌．**63**(6)：403-405, 2015.
Summary　眼瞼痙攣に対するミュラー筋機械受容器の感度を減少させる手術の有用性が簡潔にまとめられている．

2) 伴　緑也，伴　碧：【眼瞼の美容外科 手術手技アトラス】開瞼抵抗を処理する眼瞼下垂手術．PEPARS. **87**：73-80, 2014.
Summary　ミュラー筋機械受容器を介した開瞼のメカニズムと，眼瞼下垂手術における開瞼抵抗減弱の必要性を記載．

3) 村上正洋：【眼瞼下垂手術―整容と機能の両面アプローチ―】筆者の行っている眼瞼下垂症手術のチェックポイント．PEPARS. **160**：1-11, 2020.
Summary　眼瞼下垂手術における計測による状態把握の重要性とその新しいチェック法を記載．

4) 山本　建，四ツ柳高敏：【眼瞼下垂手術―整容と機能の両面アプローチ―】他施設手術後の変形症例とその修正手術の実際．PEPARS. **160**：71-76, 2020.
Summary　眼瞼下垂手術後の修正手術の考え方，予定外重瞼線に対する吊り上げ法を記載．

PEPARS No.176：41-49, 2021

◆特集／美容外科の修正手術─修正手術を知り，初回手術に活かす─

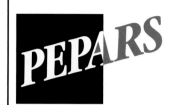

鼻中隔延長術の修正術

藤本雅史*1　福田慶三*2

Key Words：鼻中隔延長術（septal extension graft），二次的外鼻形成術（secondary rhinoplasty），鼻尖形成術（nasal tip plasty）

Abstract　　鼻中隔延長術は低くて短い鼻を整容的に改善する目的で広く行われており，それに伴い修正症例も増えている．鼻中隔延長術の二次修正の原因は，感染・後戻り・曲がりなどのトラブルによるものもあるが，デザインを改善したいという患者側の希望で行うことも多い．二次的修正では，鼻尖を高くするのか低くするのか，鼻柱を伸ばすのか戻すのか，アップノーズ気味にするのか下に向けるのかでその方針や方法が変わるため，術前の入念なデザインと計画が必要である．拘縮の程度や前回手術の移植形態により難易度は異なるが，できるだけ強固な延長構造を肋軟骨の end to end graft で作るようにしている．本稿ではこれまで経験した二次的延長術の症例を供覧するとともに，そのポイントについて述べる．

はじめに

　鼻中隔延長術は Byrd らが 1997 年に報告し[1]，本邦においては福田らが 2000 年に短鼻や低鼻の整容目的として初めて報告した[2]．それまで行われてきた耳介軟骨などの onlay graft，columella strut，suture technique などを併用した手術に比べ，単独で鼻尖の高さ，頭尾側の rotation，鼻柱の下降までに対応でき，より変化の大きい効果を得られる術式として現在まで広く普及してきた．それに伴い，当院では鼻中隔延長術後の修正症例が増えてきており，国外（特にアジア圏）からの手術患者の増加や美容外科手術を行う形成外科専門医の増加などの理由によって，その内容も複雑化

してきている．これまで当院で行ってきた鼻中隔延長術の修正症例を振り返り，得られた知見を報告する．

修正の原因

　修正に至る原因としては大きく 2 つに分けることができる．1．トラブルによるものと，2．形態的な不満足によるもの，である．しかしながら，その 2 つの線引きは明確ではなく，移植軟骨の抜去，ドレナージや洗浄などの外科的処置を要するような感染以外は，一定の効果を出したものとされ，後者として他院での修正を求める患者が多い印象である．鼻中隔延長術の合併症は，鼻尖の固さ，後戻り，曲がり，感染，鼻閉などがある[3]が，結果として修正に踏み切るかどうかはそのような合併症を含め，形態や機能に不満があるかどうかである．

　*1　Masashi FUJIMOTO，〒104-0061　東京都中央区銀座 2-6-12 大倉本館 5 階　ヴェリテクリニック銀座院，院長
　*2　Keizo FUKUTA，ヴェリテクリニック，理事長

具体的修正内容

　患者の訴えをもとに修正内容を分類すると，①移植軟骨感染や吸収性素材による慢性炎症からの拘縮鼻の改善（手術以前より悪くなった），② projection の調整（高すぎる，低すぎる），③ rotation の調整（下向きすぎる，アップノーズすぎる），④曲がりの改善，⑤尾側延長の調整（鼻先だけ伸びた，長すぎる矢印鼻），⑥鼻尖，鼻柱が太すぎる（瘢痕や移植軟骨のスリム化），⑦鼻閉の改善（通気度の改善），であった．以前は他院症例においては「鼻柱の下方延長の希望がかなえられず鼻尖だけ高くされた」⑤が多く，自験例においては「鼻柱が下方に延長されて安静時にはいいが，笑うと鼻翼に比べて鼻尖が取り残されて長く感じる」⑤という理由が多かった[4]．現在は，より細かなデザイン的な問題での修正事例が増えてきている（②〜⑥の混合）．

術前評価・手術計画

　前医の手術記録があるとよいが，様々な理由で手に入れられないことも多い．術前の CT は必ず撮影し，鼻中隔周囲の形態評価と側貌でのデザインおよび術中テンプレートの作成に利用している．テンプレートは，鼻翼軟骨をどこまで移動させるか，皮膚にどれだけ可動性を持たせなければいけないか，などの術中判断のためとデザイン再現性の向上のために必ず作成するようにしている．鼻尖鼻柱を用手的に牽引し可動性を確認することで，拘縮の程度や残存鼻中隔の強度を予想しておくことも重要である．感染後や複数回の手術などで瘢痕拘縮の強い症例には脂肪注入を先んじて行うことも有用であるが[5]，治療回数や費用，治療期間の延長といった面で受け入れてもらえないケースも多い．今より延長する場合は，①皮膚側および，鼻中隔粘膜側，軟骨間の瘢痕切除，拘縮解除，②鼻中隔への移植物の確認と残存鼻中隔の強度の確認，③延長の立て直しの順で行う．できれば既存の延長軟骨をそのまま使用し，鼻翼軟骨の移動や onlay graft の位置調整で行いたいと考えているが，ほとんどのケースで延長構造を作り直さなければならない．新たな延長軟骨は肋軟骨の使用を原則としているが，骨化で使用できない場合に備えて，同種保存軟骨や多孔性高密度ポリエチレンシート（メドポア®）も使用の同意を得て手術に臨んでいる．延長構造は direct extension graft[1]をベースとし鼻中隔の尾側から前方まで接触面を増やし左右から支える end to end graft が構造的に強固で基本として行っているが，鼻中隔の強度によっては構造を変えている．

症　例

症例 1：拘縮鼻．30 歳，女性
＜術前所見＞

　他院で鼻中隔延長術を行われたが，感染して以前の鼻より鼻柱が頭側へ引き込まれていわゆる拘縮鼻の状態であった．鼻柱は用手的な牽引で全く尾側に動かない状態であり鼻中隔の強い拘縮が予想された．

＜手術所見＞

　鼻尖部から鼻翼軟骨間まで硬く瘢痕化しており，鼻中隔軟骨尾側端は感染で欠損し，移植されていたと思われる同種もしくは異種保存肋軟骨の一部残存と瘢痕組織を認めた（図 1-a）．鼻中隔粘膜側の拘縮が強く，剥離挙上の操作により粘膜の一部穿孔を認めた．欠損していた鼻中隔の断端に採取した肋軟骨を end to end で移植し，尾側端は ANS（anterior nasal spine）に骨孔を開けて固定した．鼻中隔軟骨は鼻背側の動揺性があったため，延長軟骨の頭側尾側の rotation と左右の変位防止策として，延長軟骨をはめ込むように断端を加工した derotation graft を Rhinion 部分から置き，鼻翼軟骨を延長位置に固定した（図 1-b）．粘膜穿孔部分には口腔粘膜移植を行い，鼻背にはシ

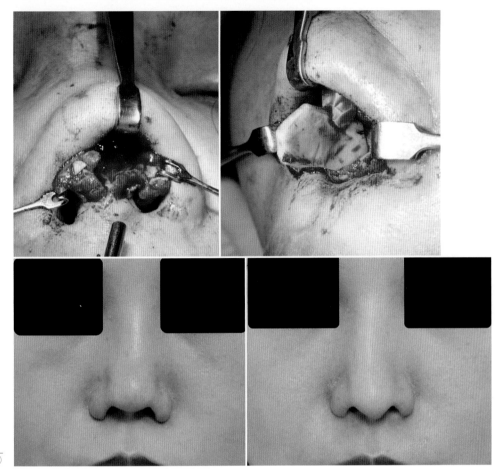

a	b
c①	c②

図 1. 症例 1

a：鼻中隔尾側端は欠損している.

b：延長軟骨は ANS に固定し，背側から rotation と左右の変位を防止

c：① 術前. 鼻柱は拘縮で引き込まれ奇異な印象
② 術後. 鼻柱は尾側に延長され ACR は改善された.

リコンプロテーゼを移植し終了した.

＜術後経過＞

　移植した粘膜は壊死したため，鼻中隔粘膜欠損部の閉鎖のために口腔内から有茎の粘膜弁を挙上し，鼻腔底を通して移植した. 挙上前に血流強化のための delay 処置を行い，切り離しは 14 日目に行った. 術後 4 か月の状態で下降した鼻柱の位置は保たれており，ACR（alar columellar relationship）は改善して奇異な印象は改善された（図1-c）.

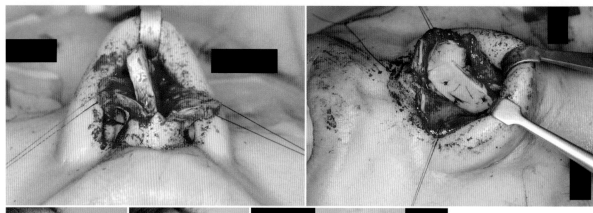

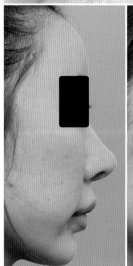
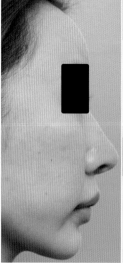
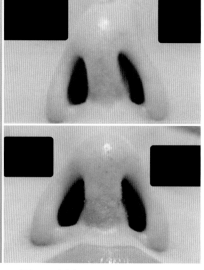

a		b	
c①	c②	d①	
		d②	

図 2. 症例 2
a：移植されていた肋軟骨は厚みがあり右へ大きく弯曲している.
b：移植軟骨を薄くして，左へシフトして尾側へ rotation をかけて固定した.
　固定は鼻中隔軟骨左右に行っている.
c，d：過度なアップノーズ，鼻柱の曲がり，projection は維持されている.
　（c①，d①：術前，c②，d②：術後）

症例 2：肋軟骨延長から既存の構造を利用した
修正．29 歳，女性

　＜術前所見＞

　国内他院で隆鼻プロテーゼ，鼻尖縮小を受け，
さらに他院で鼻中隔延長と隆鼻プロテーゼの入れ
替えを受けたのち，国外で鼻中隔延長と鷲鼻削
り，プロテーゼの入れ替えをしたが形態に満足が
いかず来院された．鼻尖が高すぎ，側貌での過度
なアップノーズと鼻孔鼻柱の傾きを気にしてお
り，修正希望で手術となった.

　＜手術所見＞

　鼻尖には耳介軟骨が 4 枚重ねて移植されてお

り，これを除去して鼻翼軟骨間を展開した．鼻中
隔尾側端に 10×30×3 mm ほどの肋軟骨が移植さ
れており，右に大きく弯曲していた（図 2-a）．延
長肋軟骨弯曲部分の厚さを減ずるように 1 枚の軟
骨として削り出した．頭側瘢痕を切除して尾側へ
延長軟骨を rotation し，さらに左へ傾けて，鼻中
隔軟骨左側に削り出した肋軟骨を固定した（図 2-
b）．さらに鼻中隔右側に補強として残存肋軟骨を
移植した．摘出した耳介軟骨を onlay graft として
2 枚移植して高さと tip defining point の調整を
行った（図 2-c，d）.

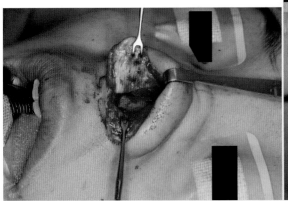
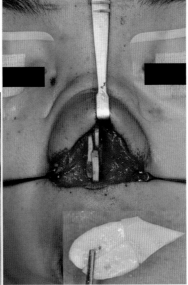
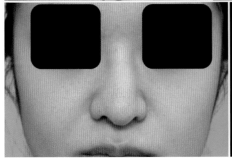
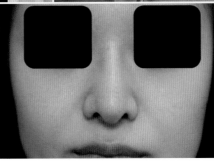
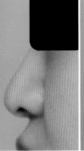
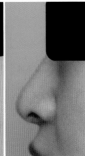

a	b
c①	c②	d①	d②

図 3. 症例 3

a：移植されていた 2 枚重ねの耳介軟骨をオーバーラップする部分のみ鼻中隔を
含めて切除したところ

b：耳介軟骨はすべて摘出して肋軟骨で正中に 1 枚の延長軟骨，左右に 4 枚の固
定を行っている．正中の肋軟骨は大きく真っすぐな部分が得られず，3 枚の小
さめの肋軟骨をアロンアルファ® A で接着している．

c，d：前方への projection が得られ，nasolabial angle も改善している．（c①，
d①：術前，c②，d②：術後）

症例 3：耳介軟骨による延長からの修正

<術前所見>

　他院で隆鼻プロテーゼ，さらにプロテーゼの入
れ替えと鼻中隔延長を行ったが，術後早期よりど
んどん曲がってきた．高さも足りず，鼻筋の曲が
りも気になると修正希望で来院された．

<手術所見>

　鼻尖に 1 枚移植されていた耳介軟骨を正中で

割って鼻中隔を展開した．延長は 2 枚の耳介軟骨
を重ねて鼻中隔軟骨尾側端に 2 mm 重ねるように
移植されていた．延長軟骨を摘出し，左右から挟
まれていた鼻中隔軟骨部分は菲薄化していたため
その部位は切除した．残存鼻中隔は強度が保たれ
ていたので，その断端に肋軟骨で end to end
graft での鼻中隔延長を行った．

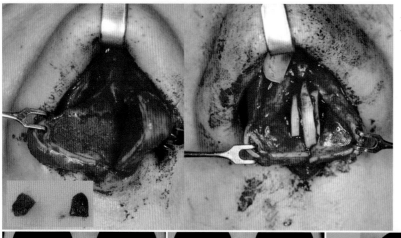

a			
b①	b②	d	d
c①	c②	①	②

図 4. 症例 4

a：移植されていたメドポア®は鼻中隔に重なる境で断裂していた．肋軟骨を end to end で移植して再延長した．

b～d：術前後：前方 projection は減り，鼻柱鼻尖の曲がりは改善した．鼻背の曲がりも改善している．

b①, c①, d①：術前

b②, c②, d②：術後

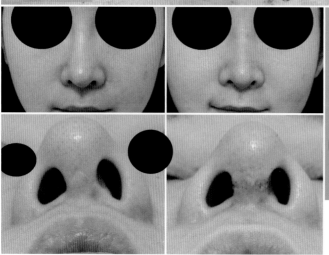
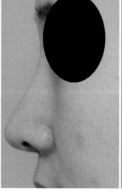
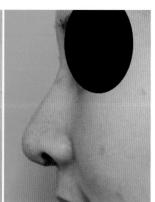

症例4：多孔性高密度ポリエチレンシート/メドポア®による延長からの修正

　＜術前所見＞

　国外で鼻中隔延長と隆鼻プロテーゼを行ったが，鼻尖が高すぎる，鼻柱の傾きと移植組織の左鼻腔内への突出，さらに鼻背の曲がりの修正希望で来院された．

　＜手術所見＞

　鼻尖に1枚移植されていた耳介軟骨を正中で割って鼻中隔方向を展開すると，延長はメドポア®で行われていた．鼻中隔軟骨との接触部分と鼻翼軟骨で挟まれる部分の間は断裂しており，これが鼻柱の曲がりと鼻腔内への粘膜突出に反映されていた．鼻翼軟骨部分のメドポア®は摘出して鼻中隔軟骨部分は強度を保つために残し end to end で肋軟骨による延長を立て直した．Projection は2mm 減らし，延長を立て直すことで鼻柱

の曲がりは改善した．鼻背の移植されていたゴアテックスは摘出し，新たな鼻尖の高さに合わせたオーダーメイドシリコンプロテーゼを移植した．

　症例5：鼻中隔軟骨での延長からの修正

　＜術前所見＞

　他院で鼻中隔延長術を施行された．鼻尖が下を向き長く感じ，いわゆる矢印鼻が気になり修正希望で来院された．鼻尖の固さはあるも頭尾側に rotation する動きがあり鼻中隔軟骨の固定性が強くない印象であった．既往に LeFort I 骨切り術を受けており，それによる鼻中隔軟骨の骨への固定性がなくなっていると予想された．

　＜手術所見＞

　鼻中隔方向に剝離すると，延長材料は鼻中隔軟骨の左側への片側移植であった．テンプレートを当ててみると，延長軟骨の頭側への rotation 移動では，予定デザインに達することができないと判

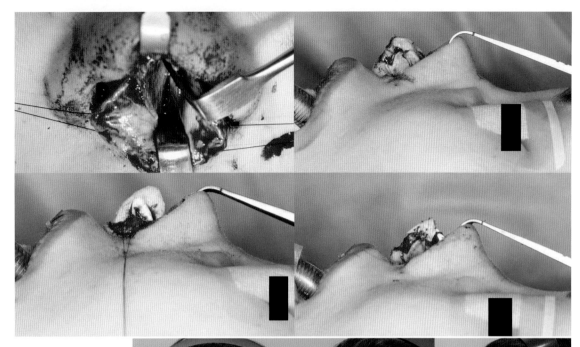

図 5.
症例 5

a：

左上：鼻中隔軟骨の L-strut は上顎骨と瘢痕性に癒着しており，幅は 5 mm 程度

左下：肋軟骨を end to end で正中に移植した．左右に補強の肋軟骨

右上：展開したところ，鼻尖に耳介軟骨 1 枚

右下：鼻尖に肋軟骨での onlay，さらに肋軟骨膜を移植し tip defining point を頭側へ移動

b：術前．鼻尖は下向きで長い印象，いわゆる矢印鼻が気になるとのことであった．

c：術後．若干のアップノーズにしつつ，鼻背の高さも出した．

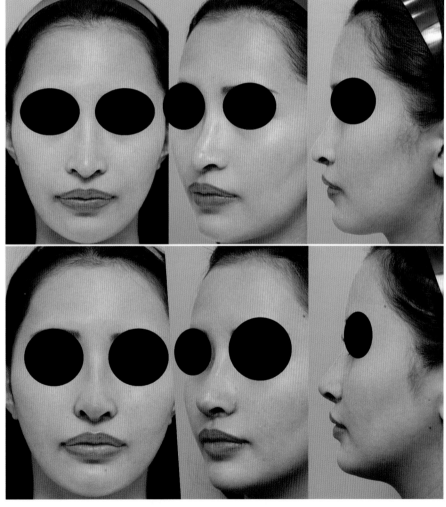

断し，摘出して延長構造を立て直すこととした．残存鼻中隔のL-strut尾側端は術前の予想通り骨から離断しており固定性がなかったため，肋軟骨のend to end graftをANS骨膜に固定して，さらに背側方向に固定したextended spreader graft[6]と反対側に1枚の補強肋軟骨を移植した（図5-a）．

術後の側貌でtip defining pointは頭側に変わり，希望通りの可愛らしい印象になった．

考　察

拘縮鼻は，延長の抵抗にならないように拘縮を解除しなければならない．その際に皮膚や粘膜に孔が開くなどのリスクもあるが，必要な可動性が得られなければ延長効果を出すのは難しいため，延長予定の位置まで鼻翼軟骨を牽引できるまで十分に行うことが重要である．皮膚側の瘢痕切除は硬さがなくなるまで切除するくらい積極的に行っても，血行障害による鼻柱創縁の壊死などにつながった経験はこれまでない．さらに，鼻骨から上顎骨上を広範に剥離挙上して少しでも皮膚の移動に余裕を持たせることや，軟骨間の靭帯部分もできるだけ剥離して動きに余裕を持たせることも重要である．鼻中隔粘膜下は炎症の首座であった部位であり拘縮も強いことが多く，粘膜穿孔を起こしやすい．粘膜穿孔が生じた症例1では，穿孔したまま延長を行いつつ最終的に粘膜弁で閉鎖したが，延長距離を十分得られたと判断する場合は，無理な剥離をやめて2次的な損傷を起こさない方が賢明である．粘膜損傷は延長を完了したのちに，余裕があれば縫合閉鎖し，縫合が困難な場合は延長軟骨が露出していなければ，人工真皮移植など保護的な処置を行って2次的な閉鎖でもよいと考えている．随時牽引しながら延長量を見極め，無駄のない剥離を行うことが大事である．我々は，鼻中隔延長術後の経過観察で最も重要なことは，感染の早期発見早期処置であると考えている．延長と同時に移植したプロテーゼの感染が疑われた場合，速やかにそれを抜去して移植軟骨への感染波及を予防するようにしている．人工物

の挿入は二次的に容易に行えるが，移植軟骨に感染が広がればその抜去が必要になり，さらには鼻中隔軟骨の破壊に至ることもあり，その後の修正は困難を極めることになる．移植組織が軟骨のみであった場合でも血腫や感染を疑う症例に対しては速やかにドレナージや洗浄処置で移植組織を積極的に救済しなければならない．漫然と抗生剤で一進一退を繰り返すと慢性的な炎症からの強い拘縮を生むと考えて経過観察すべきである．

また，感染後のケースでない場合でも支持性を有する鼻中隔がすべて残存しているケースはほとんどない．鼻中隔軟骨の尾側端は移植組織によって挟まれていれば，血流の減少などの理由で菲薄化しているケースが多い．鼻中隔軟骨の採取の際，十分な幅で残しておらずRhinion部分の離断や，ANSからの離断を認める症例もある．L-strutの支持性を保って採取することが初回手術では大切であるが，耳鼻科医が内視鏡的に行っても背側やANS方向の離断が起こることもある[7]ため，直視での採取はより慎重になるべきと考える．採取時の損傷が延長術後の曲がりや，後戻りにつながっている可能性もあると最近では考えている．症例5のようにLeFort I骨切り術を受けている場合は尾側の固定性はないと考えた方がよい．一方で症例2のように延長構造が比較的しっかりと残っているケースもある．Projectionの減量やrotationの修正のみの場合は，鼻翼軟骨の固定位置を変えるだけで修正が可能なこともある．構造の全容を確認したいがために必要以上に周囲を剥離し，瘢痕性に一塊となって安定していた延長構造を破壊して，利用できたはずのものを無駄にすることがあるので目的を明確にして無駄な剥離をしないことが肝要である．症例3，4，5はいずれも延長構造を摘出して再構築したが，残存鼻中隔がすべてでないにせよ固定源として利用できた．残存鼻中隔の多くは鼻中隔軟骨鼻背側，ANS方向に固定源を求めるが，篩骨正中板に固定源を求めなければならないケースもあった．延長構造の強度をなるべく得るためにend to end graftでの固

定を心掛けているが，そこまでの構造を作れない
こともあり，条件によっては希望のデザインまで
延長できないこともあるため，詳細なデザインの
確認などを含め，術前のインフォームドコンセン
トは重要である[8].

最後に

鼻中隔延長術は鼻にとっては非常に侵襲的な手
術であるが，それでしか得られない効果がある非
常に魅力的な手術である．しかし，安易な適用は
デザインの不満につながり，修正例を増やす．確
実な効果を出すこと，デザインの再現性を高めて
いくこと，修正例を減らすことが，我々鼻の美容
外科手術に携わる者の使命であると考える．

参考文献

1) Byrd, H. S., et al.：Septal extension grafts：a
   method of controlling tip projection shape. Plast
   Reconstr Surg. **100**：999-1010, 1997.
   Summary　鼻尖の projection と形をコントロー
   ルする目的での鼻中隔延長術として初めての報
   告.
2) 福田慶三ほか：鼻尖と鼻柱の Projection のための
   鼻中隔延長術. 日頭蓋顎顔外会誌. **16**：80-86,
   2000.
   Summary　国内における整容目的での鼻中隔延
   長術最初の報告.
3) Choi, J. Y., et al.：Complications of SEG are nasal
   tip stiffness, decrease of projection, nasal tip
   deviation, and infection. JAMA Facial Plast
   Surg. **16**(3)：169-175, 2014.
   Summary　鼻中隔延長術の合併症についてアジ
   ア人症例について報告.
4) 福田慶三：【鼻の美容外科】鼻中隔延長術. PEP-
   ARS. **105**：47-54, 2015.
   Summary　2000年から15年の経験で有用と思わ
   れる工夫について詳述.
5) Oh, Y. H., et al.：Correction of severely con-
   tracted nose. Plast Reconstr Surg. **138**(3)：571-
   582, 2016.
6) Palacín, J. M., et al.：Controlling nasal length with
   extended spreader grafts：a reliable technique
   in primary rhinoplasty. Aesthetic Plast Surg. **31**
   (6)：645-650, 2007.
7) 宮脇剛司ほか：Open septorhinoplasty での美容
   外科手技の応用—鼻の機能と整容の両立を目指
   して—. 日美外報. **36**(3)：87-95, 2014.
8) 菅原康志：整鼻術. 患者の選択とインフォームド
   コンセント. 形成外科. **49**(6)：619-626, 2006.

PEPARS　No.176：50-56，2021

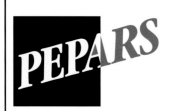

◆特集／美容外科の修正手術—修正手術を知り，初回手術に活かす—

鼻孔縁変形に対する修正手術としての鼻孔縁形成術
—問題点と解決策—

永井宏治[*1]　広比利次[*2]

Key Words：鼻孔縁変形(alar rim deformity)，鼻孔縁形成術(alar rim lowering)，鼻孔縁軟骨移植(alar rim graft)，鼻孔縁複合組織移植(alar rim composite graft)

Abstract　鼻孔縁の変形は鼻尖形成術や鼻中隔延長術の術後に生じる可能性がある合併症の1つである．鼻孔縁の後退やノッチング，落ち込みに対し，修正手術として鼻孔縁形成術や鼻翼軟骨の再配置が行われる．鼻孔縁形成術は軟骨移植あるいは複合組織移植が行われる．鼻孔縁形態は鼻尖形態，また鼻尖と鼻翼の境界にあたる上鼻翼溝形態にも密接に影響し合う．そのため鼻孔縁形成術では鼻孔縁の厚み増加，鼻尖幅の増加，移植組織の鼻腔内突出などの問題点が生じる可能性があり，これらを可及的に予防するために手術手技においていくつかの注意点がある．具体的には，移植組織の大きさ，そして移植床側では鼻腔内切開の位置や鼻孔縁側への剝離範囲などに配慮する必要がある．本論文では，手術術式の詳細を述べる．

はじめに

鼻孔縁の変形は鼻尖手術の術後に生じる可能性がある合併症の1つである．鼻孔縁の後退やノッチング，落ち込みに対し，修正手術として鼻孔縁形成術[1)~5)]や鼻翼軟骨の再配置[6)~8)]が行われる．

鼻孔縁形成術は鼻孔縁変形に対して有用な術式であるが，鼻孔縁の厚み増加，鼻尖幅の増加などの問題点が生じる可能性があり，また問題点を抑えるためには手術手技上の注意点がいくつかある[3)5)9)]．

当院では鼻孔縁変形に対する鼻孔縁形成術として鼻孔縁軟骨移植あるいは複合組織移植を行っており，本論文では手術術式の詳細を述べる．

手術術式

1．手術適応

1）軽度の鼻孔縁後退(1 mm 程度)がある場合，耳珠軟骨，鼻翼軟骨の頭側部分，または鼻中隔軟骨を用いた鼻孔縁軟骨移植を行う．

2）中等度以上の鼻孔縁後退(2 mm 以上)がある場合，あるいは鼻孔縁の落ち込みを伴う場合，耳介より皮膚・軟骨の複合組織移植を行う．鼻孔縁の落ち込みを伴う場合は鼻翼軟骨の修復も必要になる．

1）鼻孔縁軟骨移植

術前に坐位の状態で鼻孔縁を降下させる範囲，最も降下させる部位をマーキングする．切開は鼻孔縁切開と軟骨下切開の中間程の部位，あるいは前回手術の瘢痕部で行う．鼻尖の手術を同時に行う場合は経鼻柱切開で行う(図 1-a)．頭側への剝離を軟骨直上の層で，外側鼻軟骨上の範囲まで行う(図 1-b)．この剝離操作により，皮膚全体に可動性をもたせることができる．鼻孔縁辺縁側への剝離を行い，軟骨を移植するポケットを作成する

[*1] Koji NAGAI，〒150-0022　東京都渋谷区恵比寿南 1-7-8　恵比寿サウスワン 2F　リッツ美容外科東京院，副院長
[*2] Toshitsugu HIROHI，リッツ美容外科，院長

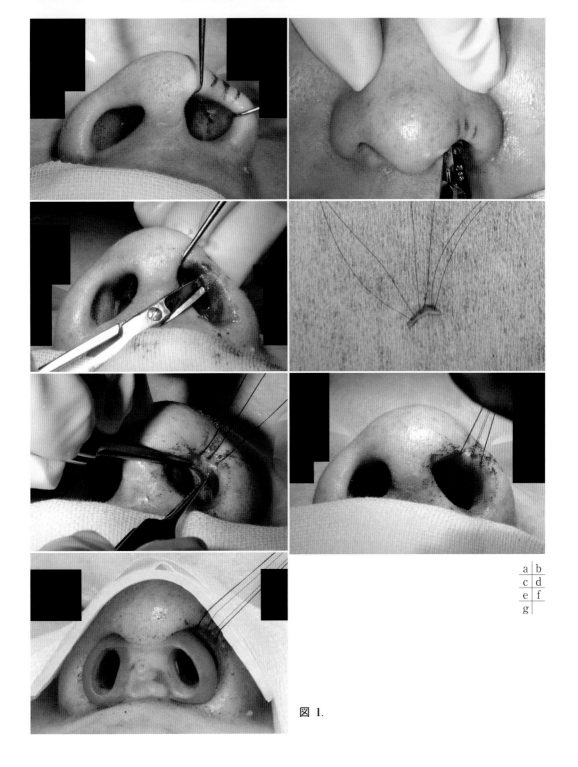

a | b
c | d
e | f
g |

図 1.

（図1-c）．剥離はなるべく深い層（粘膜側）で行い，辺縁方向皮下直下まで剥離し過ぎないようにする．移植軟骨は耳珠軟骨，鼻翼軟骨の頭側部分，あるいは鼻中隔軟骨を用い，2〜3×10〜12 mm 程度の大きさにする．移植軟骨に 7-0 ナイロンを 3 針通して牽引糸とする（図1-d）．ポケットに軟骨移植を行い（図1-e），鼻孔縁よりナイロン糸をプルアウトして，6-0 ポリジオキサノン（以下，PDS）で閉創する（図1-f）．プルアウトしたナイロン糸を適度な張力で牽引してスプリントに固定し，さらに鼻孔レティナ®（以下，レティナ）で内固定する（図1-g）．

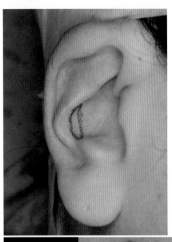

図 2.
g：鼻孔縁部における断面のシェーマ

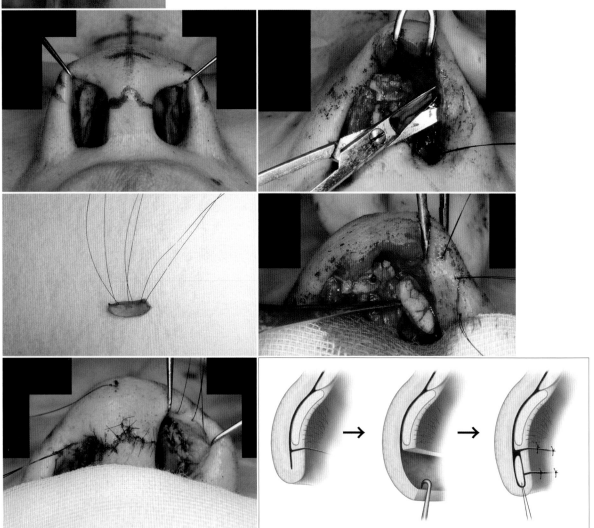

2）鼻孔縁複合組織移植

　皮膚・軟骨の複合組織は，鼻孔縁のカーブした形態に沿うように耳甲介より採取する（図 2-a）．切開は鼻孔縁切開と軟骨下切開の中間程の部位，あるいは前回手術の瘢痕部で行う．鼻尖の手術を同時に行う場合は経鼻柱切開で行う（図 2-b）．頭側への剝離，鼻孔縁側への剝離は前述の軟骨移植の場合と同様に行う（図 2-c）．複合組織片の皮膚

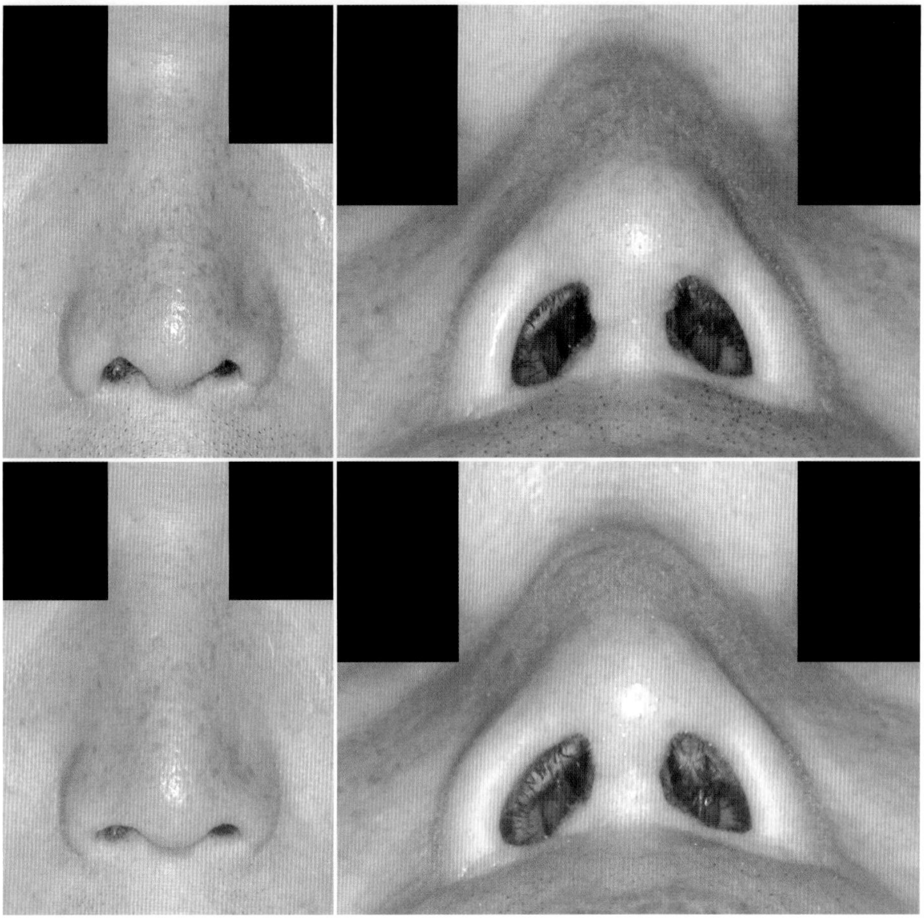

図 3.
症例 1：37 歳，男性
　　a：修正手術前
　　　①正面位
　　　②軸位
　　b：修正手術後 6 か月
　　　①正面位
　　　②軸位

部分は 3〜4×10〜12 mm 程度の大きさにし，軟骨部分はそれより若干小さめにする．軟骨に 7-0 ナイロンを 3 針通して牽引糸とする（図 2-d）．ポケットに複合組織片の軟骨を挿入し，鼻孔縁よりナイロン糸をプルアウトする（図 2-e）．複合組織片の皮膚を 6-0 PDS で縫合して移植する（図 2-f）．この際，鼻孔縁の皮膚を尾側へずらした状態で，複合組織片の皮膚と縫合する（図 2-g）．プルアウトしたナイロン糸を適度な張力で牽引してスプリントに固定し，さらにレティナで内固定する．レティナは移植片と適度な圧力で密着するサイズを選択する．ソフラチュール®を巻くなどして調整してもよい．

2．術後固定

前述のようにスプリントによる外固定とレティナを用いた内固定を行い，プルアウトしたナイロン糸を牽引してスプリントに固定して手術を終了する．

術後は，まず 5 日目で 1 度スプリントを外す．経鼻柱切開の場合はその際に鼻柱部の抜糸を行う．再度スプリントを装着し，プルアウトしたナイロン糸を牽引固定する．レティナも再度装着する．

次に 7〜10 日目で再度スプリントを外し，プルアウトしたナイロン糸を抜去する．レティナも抜去する．鼻腔内の抜糸を行う．

症　例

症例 1：37 歳，男性（図 3）

図 3-a：修正手術前．鼻中隔延長術を受けたが，術後に鼻孔縁の後退とノッチングが目立つ状態であった．経鼻柱切開より鼻尖の非対称性に対する修正と傷跡に対する修正を行い，また 2 mm 程度の鼻孔縁後退に対しては複合組織移植を行う手術計画となった．

図 3-b：修正手術後 6 か月．鼻孔縁の後退とノッチングは改善した．

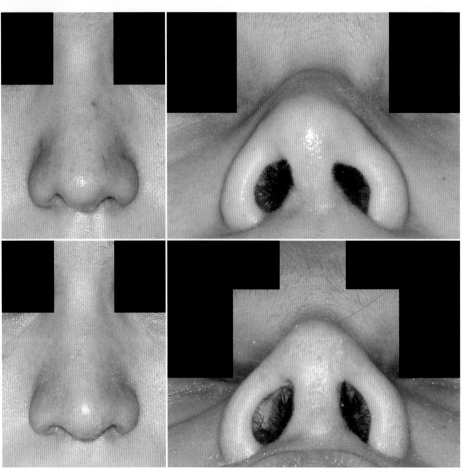

図 4.
症例 2：23 歳，女性
 a ：修正手術前
  ① 正面位
  ② 軸位
 b ：修正手術後 6 か月
  ① 正面位
  ② 軸位

症例 2：23 歳，女性（図 4）

　図 4-a：修正手術前．鼻尖形成術を受けたが，術後に右側の鼻孔縁の後退とノッチング，また鼻柱の傾斜が目立つ状態であった．経鼻柱切開より鼻柱の傾斜に対して肋軟骨を用いて修正を行い，また右側の鼻孔縁後退に対しては複合組織移植を行う手術計画となった．

　図 4-b：修正手術後 6 か月．右側の鼻孔縁の後退とノッチングは改善した．

症例 3：21 歳，女性（図 5）

　図 5-a：修正手術前．鼻尖形成術後，鼻孔縁の外側部が中央部より上がっている状態を改善したいという希望があった．鼻孔縁の外側部を約 1 mm 降下させる目的で鼻孔縁軟骨移植（耳珠軟骨）を行う手術計画となった．

　図 5-b：修正手術後 6 か月．鼻孔縁の外側部は 1 mm 程度降下し，鼻孔縁形態は改善した．

考　察

　鼻尖形成術や鼻中隔延長術などの鼻尖手術により鼻翼軟骨の脆弱化や軟部組織の瘢痕拘縮が発生すると，合併症として鼻孔縁の変形が生じる可能性がある．鼻孔縁は遊離縁であるために変形が生じやすい部位である[10)11)]．鼻孔縁の後退やノッチング，落ち込みなどの変形や左右非対称に対し，軟骨移植あるいは複合組織移植による鼻孔縁形成術は有用な修正手術であるが，いくつかの問題点が存在する．

　主な問題点として，鼻孔縁の厚み増加，また鼻尖幅の増加が挙げられる[9)]．鼻孔縁形態は鼻尖形態，また鼻尖と鼻翼の境界にあたる上鼻翼溝形態にも密接に影響し合う[10)11)]．鼻孔縁の厚みが増加するということは，上鼻翼溝は浅くなり，鼻尖は太くなる傾向にあるということである．また，移植組織の大きさによっては移植組織が鼻腔内に突

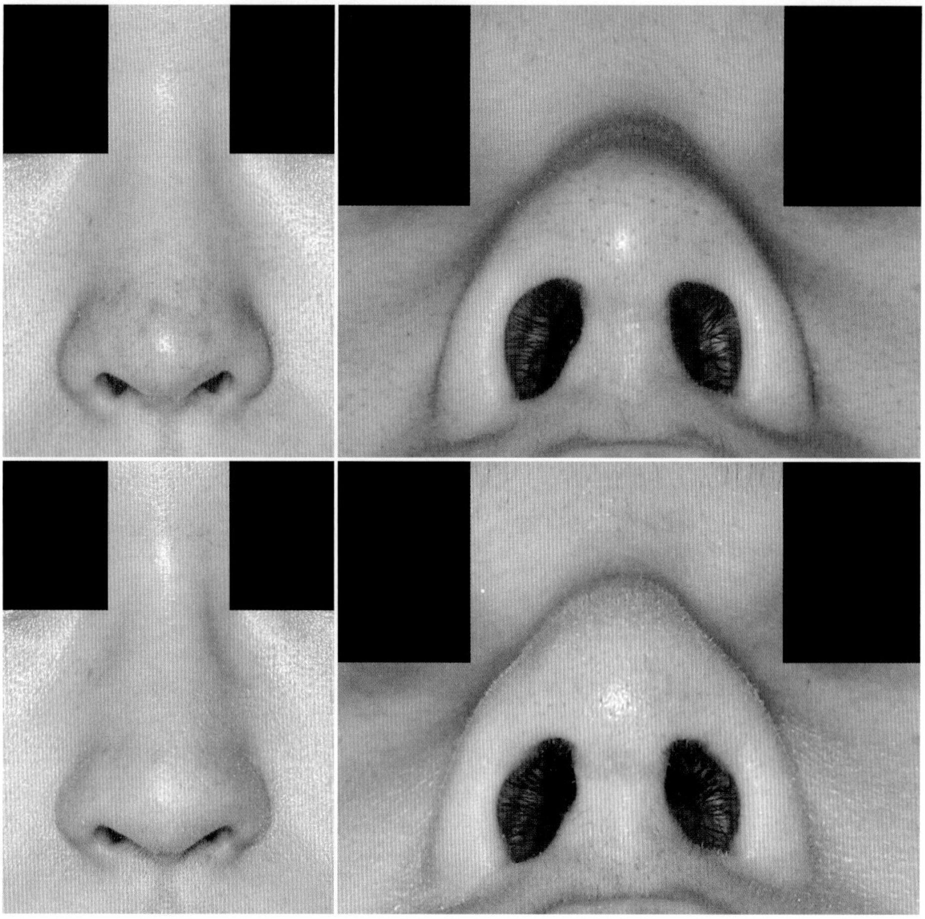

図 5.
症例 3：21 歳，女性
　a：修正手術前
　　①正面位
　　②軸位
　b：修正手術後 6 か月
　　①正面位
　　②軸位

出して見えることもある．以上の問題点は可能な限り防ぐ必要がある．

　鼻孔縁の厚み増加，鼻尖幅の増加を可及的に防ぐために，軟骨移植の場合は耳珠や鼻翼軟骨の頭側部分，鼻中隔軟骨などの薄い軟骨を使用し，複合組織移植の場合は移植片の軟骨と皮膚がともに大きすぎないように細工することが肝要である．また，鼻腔内の切開は鼻孔縁から適度に離れた部位で行う．特に複合組織移植の場合，移植部位が鼻孔縁側になるほど鼻孔縁は厚く，鼻尖は太くなる傾向にある．ただし移植部位が奥側になり過ぎると，鼻孔縁を下降させる効果は減弱する．さらにポケットの作成の際には，鼻孔縁辺縁への剝離をなるべく深い層で行い，辺縁方向皮下直下まで剝離しすぎないように注意する．移植軟骨から鼻孔縁辺縁までの距離が近いと移植軟骨が触知されやすくなる．術後の固定は移植組織が鼻腔内に突出することを防ぐため，移植片がレティナに適度

に圧着するように配慮する．

　上述のように鼻孔縁形態は鼻尖形態と上鼻翼溝形態に影響を及ぼし合い，鼻孔縁形成術の術後は若干ながら上鼻翼溝が浅くなる傾向にあるが，この傾向は場合によって欠点にも利点にもなり得る．上鼻翼溝が浅くなることで鼻尖が太く丸く感じられる場合，鼻尖の形態に対して不満が生じる可能性がある．このことが術前に予想される場合，鼻孔縁形成術を単独で行わずに鼻中隔延長術などを併用し，また前述の手術手技の要所に留意することが有効である．一方，鼻尖の術後変形により鼻孔縁が後退している場合，鼻翼軟骨の落ち込みによって上鼻翼溝が深くなり過ぎていることが多い．その修正手術として複合組織移植による鼻孔縁形成術を行うことにより，鼻孔縁後退を改善すると同時に過度に深い上鼻翼溝を適切な深さまで改善できる可能性がある．

　鼻孔縁形態だけでなく鼻尖形態，上鼻翼溝形態

も考慮して手術内容を決定し，また鼻孔縁の厚み増加，鼻尖幅の増加，移植組織の鼻腔内突出などの手術上の問題点を可及的に抑えることにより，術後の整容的満足度を高めることができると考える．

まとめ

鼻孔縁変形に対する修正手術として，軟骨移植あるいは複合組織移植による鼻孔縁形成術の手術術式の詳細，また問題点とその解決策に関して述べた．

参考文献

1) Gruber, R. P., et al.：Grafting the alar rim：application as anatomical graft. Plast Reconstr Surg. **134**：880e-887e, 2014.
2) Guyuron, B., et al.：Dynamics of the alar rim graft. Plast Reconstr Surg. **135**：981-986, 2015.
3) Unger, J. G., et al.：Alar contour grafts in rhinoplasty：a safe and reproducible way to refine alar contour aesthetics. Plast Reconstr Surg. **137**：52-61, 2016.
4) Constantian, M. B.：Indications and use of composite grafts in 100 consecutive secondary and tertiary rhinoplasty patients：Introduction of the axial orientation. Plast Reconstr Surg. **110**：1116-1133, 2002.
5) Hirohi, T., Yoshimura, K.：Surgical correction of retracted nostril rim with auricular composite grafts an anchoring suspension. Aesthetic Plast Surg. **27**：418-422, 2003.
6) Gunter, J. P., Friedman, R. M.：Lateral crural strut graft：technique and clinical applications in rhinoplasty. Plast Reconstr Surg. **99**：943-952, 1997.
7) Paquet, C. A., et al.：An analysis of lateral crural repositioning and its effect on alar rim position. JAMA Facial Plast Surg. **18**：89-94, 2016.
8) Cochran, C. S., Sieber, D. A.：Extended alar contour grafts：An evolution of the lateral crural strut graft technique in rhinoplasty. Plast Reconstr Surg. **140**：559e-567e, 2017.
9) 広比利次：鼻孔縁形成術．鼻形成術．広比利次編．pp213-228，克誠堂出版，2012.
10) Alexander, A. J., et al.：Alar retraction：Etiology, treatment, and prevention. JAMA Facial Plast Surg. **15**：268-274, 2013.
11) Kao, W. T. K., Davis, R. E.：Postsurgical alar retraction：etiology and treatment. Facial Plast Surg Clin North Am. **27**：491-504, 2019.

PEPARS No.176：57-72, 2021

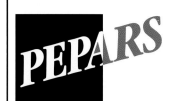

◆特集／美容外科の修正手術―修正手術を知り，初回手術に活かす―

鼻尖形成術の修正から学ぶこと

武川　力*1　原岡剛一*2

Key Words：鼻形成術(rhinoplasty)，鼻尖(nasal tip)，軟骨移植(cartilage graft)

Abstract　　鼻尖部の修正術は複雑で困難である．複数回の手術を受けていることも多く，術前に手術記事を集めたり画像評価を行ったとしても，最終的に「鼻の内部がどうなっているのか」は術中にしかわからないことが多いからである．例えば，高度の瘢痕拘縮が起こっている，異物が使用されている，軟骨が変形・断裂・欠損している場合もある．そのような経験から得られた「修正しないで済むまたは修正し易くするための初回手術時のポイント」としては，① 十分な問診を行い，画像検査や画像シミュレーションを用いるなどして入念な手術計画を立てること，② アプローチは両側 IF 切開を用い，経鼻柱切開を併用するかは症例ごとに見極めること，③ 軟骨の構造が破綻しないように脚を意識した手術を行うこと，④ ドナーには限りがあるので必要最小限の採取をすること，⑤ 術後の変形は年単位で生じるため年単位の経過観察をすること，である．

はじめに

　鼻形成は，美容外科手術の中でも再手術が少なくない分野である．そして，その再手術は非常に複雑で難しいものとなる．というのも，瘢痕で正常な解剖構造が変形していること，支持構造が脆弱になっていることなどが多いからである．さらに，鼻中隔軟骨，耳介軟骨，肋軟骨などのドナーには限りがあるため，手術を繰り返す度に制限がかかってくること，複数回の切開をすることで血行動態が変化してくることも再手術を難しくしている原因である．その他，再手術全般に言えることとしては，過去の手術の詳細がわからない場合があることや患者の医療側への不信感，術者の心理的な負担などが再手術を難しくしている[1]．

---

*1 Chikara TAKEKAWA，〒650-0017　神戸市中央区楠町 7 丁目 5-2　神戸大学医学部附属病院美容外科，特定助教
*2 Goichi HARAOKA，同，特命准教授

　また，人種的な面においてもアジア人は西洋人に比べて鼻の手術が難しい．なぜなら，アジア人の鼻は西洋人と比較して，皮膚は厚くて硬く，皮下組織は多くて皮脂腺が発達している．そして，鼻翼軟骨も小さく薄く柔らかいためである[2]．

　本稿では，複雑で困難な鼻尖部の修正術に対して，筆者らの行っている術前準備から後療法までの治療に関して，症例を交えながら述べていく．そして，それらを踏まえた上で，鼻尖部の初回手術に対してはどのように臨むべきかを考察する．

術前の準備

＜術前診察＞

　術前診察により患者の意向を把握することは全ての手術において重要であるが，修正手術においてはより大切な項目である．

　まず，最初に行うべきことは以前の手術に関する情報収集である．患者から得られる情報は，不確実な場合が多いので，可能な限り過去の手術に関する資料を収集する必要がある．鼻の手術は複

数回行われていることも多いので，全てを収集することは困難を極めるが過去の写真と比較することで施術された術式を推測することも一手である．

次に，患者が何に不満に感じて再手術を希望しているのかを聞き出す．客観的に満足できる結果であるにもかかわらず，過度に執着をしている場合は，手術に慎重になるべきである．また客観的に満足できない結果であっても，患者が手術に対して過度の期待を持っている場合もあるので，十分に問診することが大切である．

＜問題点の抽出＞

上記の聞き取りが終了した段階で，1つ1つの問題点にフォーカスしていくこととなる．鼻尖部の形態は，正面・下方・側面・斜位のそれぞれから見た形態に配慮する必要があるし，鼻背部への連続性や上口唇との関係性も大切なので，それぞれの写真を患者と供覧しながら話を進めていくと良い．意外に，患者本人は側面や斜位に関しては意識していないことも多いことに気づかされる．

＜画像検査(MRI，CT)＞

我々の施設では，鼻の修正術の場合は，可能な限り軟骨などの評価を行うために MRI を撮影するようにしている．1.5テスラの MRI を用い，鼻部にサーフェイスコイルを用いることで細部を描出できるようにしている．しかし，簡便性の観点から CT で代用することもある．

手　術

＜時　期＞

過去の手術方法や手術回数などにより鼻尖部の状態は大きく異なる．一般的には，少なくとも6か月以上経過後の再手術が推奨されているが，炎症や感染がある場合は，それを鎮静化させるために可及的に手術を行い，2期的に形態の改善を目的として手術を行うこともある．

＜アプローチ＞

手術は全例，鼻翼軟骨下切開(infracartilageous incision；以下，IF 切開)に経鼻柱切開(transcolumella incision)を併用したオープン法を行っている．しかし，過去の切開線がこれと異なる場合は，血流に十分配慮した上で切開線を決定する必要がある．修正手術の場合，瘢痕により正常な解剖組織を露出させることが困難なので，局所麻酔による Hydrodissection を十分に用いた後に手術を行うようにしている．そして，とにかく安全に nasal envelope を挙上するように気をつける．過去の手術歴や画像所見を参考にしながら，どの層を挙上しているのかを推測しつつ手術を進めるのだが，大鼻翼軟骨の欠損や重度の組織変形など術前に想定しきれていないことに遭遇することもある．その際にも，丁寧に剥離を進め nasal envelope を挙上し切って全貌を把握することが大切である．

＜軟骨の評価＞

全貌が把握できた段階で，軟骨の評価を行う．過去の手術により欠損している軟骨，瘢痕や炎症や異物により変形を起こしている軟骨，過去の手術で移植されている軟骨，正常な軟骨に大別することができる．欠損している軟骨は再建する必要があり，変形を起こして脆弱化している軟骨は補強する必要がある．過去に移植された軟骨は状態によっては再利用できることもあるので，丁寧に周囲の瘢痕から取り出す．

＜ドナーの選択＞

術前に，病歴や理学所見や画像所見から，耳介軟骨や鼻中隔軟骨や肋軟骨が採取できるのかを評価してから手術を計画する．そして，最終的なドナーの選択は，再建や補強が必要な軟骨が術中に判明してから決定する．ドナーとしては鼻中隔軟骨，耳珠軟骨，耳甲介軟骨，耳介舟状窩軟骨，肋軟骨が挙げられる．それらを用いて再建と補強を行い，後述する理論に基づいて再構築していくこととなる．

＜再構築(tripod theory，M-arch model，modified tripod theory)＞

Tripod theory とは Anderson により提唱された理論である．鼻尖の軟骨構造を三脚台にたとえて，1つの下部の脚と2つの上部の脚で構成されているとした．下部の脚は両側大鼻翼軟骨内側脚，上部の脚は両側梨状孔に基盤を置いた外側脚複合体のことである．この軟骨構造が鼻尖の支持

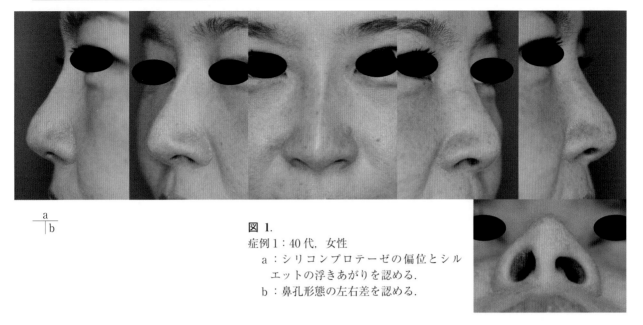

a
b

図 1.
症例 1：40 代，女性
　a：シリコンプロテーゼの偏位とシル
　　エットの浮きあがりを認める.
　b：鼻孔形態の左右差を認める.

構造であり，その構造を変化させることが鼻尖の手術の基礎であるとされてきた．M-arch model は Adamson が提唱した理論であり，従来の tripod theory をより三次元的に説明しようとしたものである[3]．しかし，アジア人の鼻尖部は組織量全体が小さく不足しているので，鼻尖の projection や rotation を得るためには鼻中隔延長術が必要となってくることが多い．

　鼻中隔を延長するという支持構造は tripod theory や M-arch model では言及されていないため，アジア人の鼻尖形成術は 3 脚 +1 脚の modified tripod theory, tetrapod theory, quadrangular concept として提唱されており，この理論に基づいて鼻尖の軟骨を再構築していく[4]．

＜後療法＞

　外鼻側からはギプス固定を行う．術後 1 週間は 24 時間固定とし，それ以降，最低 1 か月は可能な限りの装着を行ってもらう．鼻腔側は，出血が止まるまでは綿球を詰め，それ以降はレティナを装着してもらう．内部の瘢痕化に対しては基本的にはコントロールできないものと考えているが，適応を限ってケナコルト注射を使用することもある．

症例 1：40 代，女性

　20 代の頃に階段から転落し斜鼻変形が残存し

た．その変形に対してシリコンプロテーゼを挿入した．2 か月前にうつ伏せになった後に鼻尖の変形が気になり当科受診となる．初診時所見では，鼻根部から鼻尖部まではシリコンプロテーゼが挿入されており，その偏位とシルエットの浮きあがりを認める．鼻孔は左右差を認める．

●術前準備

＜術前診察＞

病歴：

① 20 年以上前に外傷性の斜鼻変形を生じた，詳細は不明だが，その際の手術歴はない．

② その斜鼻変形に対してシリコンプロテーゼを挿入した（I 型か L 型かは不明）．

③ 2 か月前に鼻尖部の変形に気付いた．

＜問題点の抽出＞

　鼻尖の変形と鼻孔形態の左右差の改善を希望している．20 年以上前の外傷性斜鼻に関して，画像所見上は明らかなものは認めない．

① 正面：シリコンプロテーゼが右側に偏位しており，シルエットも浮き出ている．

② 下方：右鼻孔が縦に長く，左鼻孔が横に長いことで左右差が生じている．

③ 側面：鼻尖部の projection が不足している．

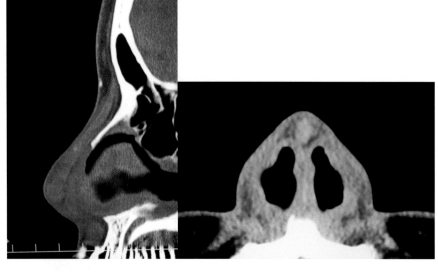

図 2.
症例 1：CT
Ⅰ型プロテーゼは鼻尖部まで存在し，大鼻翼軟骨の変形を認める.

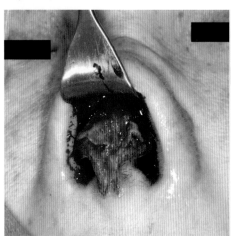
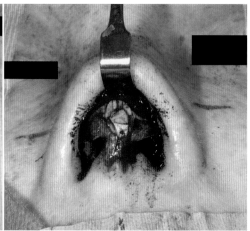
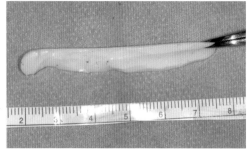

a	b
c	

図 3.
症例 1
　a：鼻尖部まで挿入されていたⅠ型プロテーゼによる圧迫のため，大鼻翼軟骨の高度な変形を認める.
　b：内側脚を縫合修正し，耳介軟骨による onlay graft を行った.

●手　術

＜時　期＞

　シリコンプロテーゼ挿入の手術をした時期に関して詳細不明だが，数年以内ではないので手術は可能である.

＜アプローチ＞

　以前の手術は，両側 IF 切開によるクローズ法で行われていたため，それに経鼻柱切開を追加したオープン法を選択した．鼻柱皮弁を大鼻翼軟骨内側脚上で挙上していき，鼻尖部の瘢痕内にプロテーゼを同定し抜去した．瘢痕を丁寧に除去して

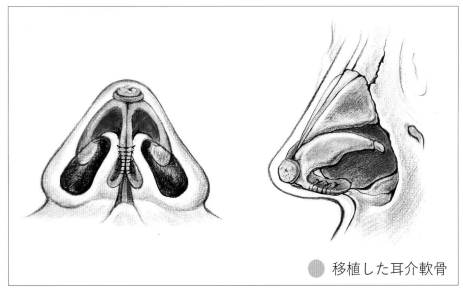

図 4.
症例 1
手術のシェーマ

● 移植した耳介軟骨

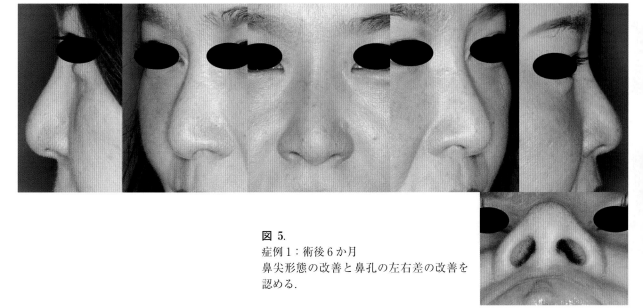

図 5.
症例 1：術後 6 か月
鼻尖形態の改善と鼻孔の左右差の改善を
認める.

いき大鼻翼軟骨外側脚を梨状孔縁に向けて剥離して，全貌を露出させた.

＜軟骨の評価＞

Ⅰ型プロテーゼと瘢痕に圧迫された大鼻翼軟骨内側脚は変形を認めたものの脆弱性は認められなかった. 大鼻翼軟骨外側脚の変形は軽度であり脆弱性も認めなかった. 鼻中隔軟骨は以前の手術でも操作されておらず強度は問題なかった.

＜ドナーの選択＞＜再構築＞

大鼻翼軟骨内側脚同士を変形が改善するように縫合した. 大鼻翼軟骨外側脚と鼻中隔軟骨は問題ないと判断し鼻尖部の projection を出すために耳甲介軟骨を採取し鼻尖部に 2 段重ねとして onlay graft した.

＜後療法＞

1 週間のギプス固定を行い，術後 6 か月時点で鼻背形態の改善と鼻孔の左右差の改善を認める.

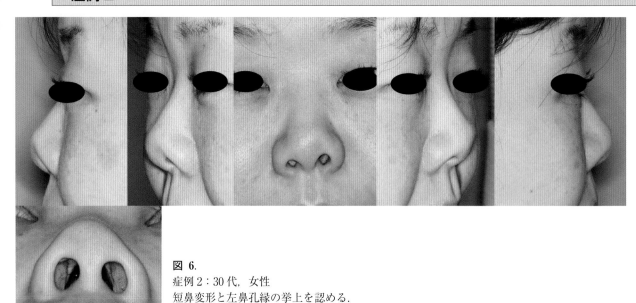

図 6.
症例2：30代，女性
短鼻変形と左鼻孔縁の挙上を認める．

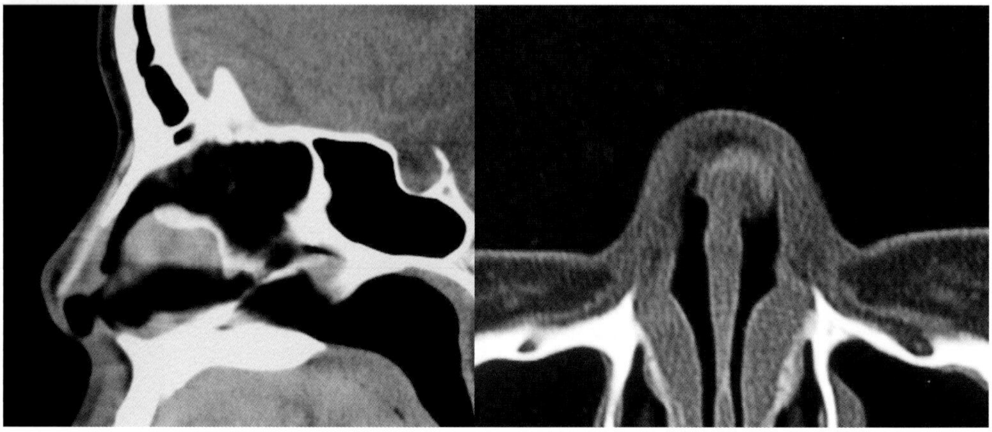

図 7．症例2：CT
I 型のインプラントは頭側左側に偏位している．インプラントによる圧
排で大鼻翼軟骨は変形している．

症例2：30代，女性

20代にⅠ型プロテーゼを挿入した．徐々に鼻尖部の変形を認め，当科受診となる．

●術前準備

＜術前診察＞

病歴：

①Ⅰ型プロテーゼ挿入

＜問題点の抽出＞

短鼻変形と左の鼻孔縁の挙上の改善を希望して

いる．また，Ⅰ型インプラントの抜去は希望するが，高さは維持したいので自家組織での隆鼻術を希望された．

正面：左鼻孔縁の挙上，tip の頭側偏位

斜面：短鼻変形

●手　術

＜時　期＞

以前の手術から10年以上経過しており，手術は可能である．

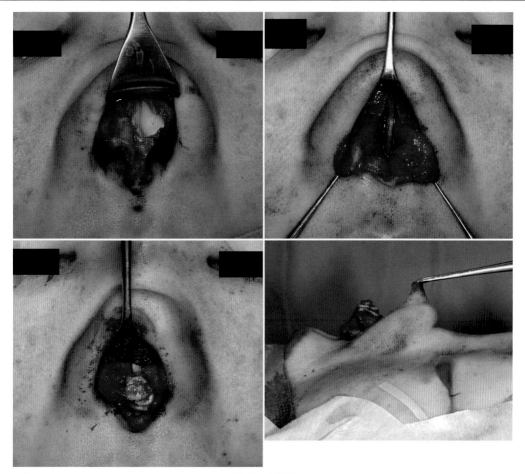

```
a b
c d
```

図 8. 症例 2

a：インプラントは左側に偏位し，周囲には著明な瘢痕を認めた．内側
脚はインプラントの圧排により変形していた．

b：瘢痕を切除し大鼻翼軟骨の拘縮を解除した．採取した肋軟骨によ
り鼻中隔延長と内側脚の補強を行った．

c，d：鼻尖部には耳介軟骨を onlay graft した．粉砕した肋軟骨を鼻
背に移植した．

＜アプローチ＞

　以前の手術は右鼻腔内の鼻軟骨間切開(inter-cartilagenous incision；IC切開)であった．過去の手術は1回のみであり，10年以上経過していることから血流に問題はないと考え，両側IF切開に経鼻柱切開を併用したオープン法を選択した．鼻柱皮弁を大鼻翼軟骨内側脚上で挙上していき，鼻尖の瘢痕内に左側に偏位したプロテーゼを同定し抜去した．瘢痕を丁寧に除去していき大鼻翼軟

骨外側脚を梨状孔縁に向けて剥離して，全貌を露出させた．

＜軟骨の評価＞

　大鼻翼軟骨内側脚はインプラントおよび周囲の瘢痕の圧迫により変形し脆弱化していた．左大鼻翼軟骨外側脚はプロテーゼ周囲の瘢痕拘縮により頭側に偏位していた．

＜ドナーの選択＞＜再構築＞

　大鼻翼軟骨外側脚は瘢痕拘縮を解除したが完全

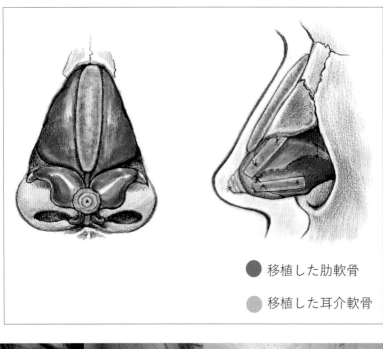

● 移植した肋軟骨

● 移植した耳介軟骨

図 9.
症例 2
手術のシェーマ

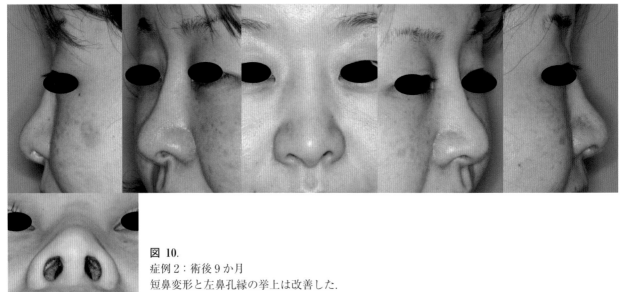

図 10.
症例 2：術後 9 か月
短鼻変形と左鼻孔縁の挙上は改善した.

に元の位置には戻らなかったので，鼻中隔延長をすることで，内側脚を補強し外側脚を下降させることとした．自家組織での隆鼻術も予定していたので，ドナーは肋軟骨と耳甲介軟骨を選択した．採取した肋軟骨を薄く加工し鼻中隔延長を行い，大鼻翼軟骨を鼻孔縁が下降する位置に縫い寄せた．鼻尖部には，耳介軟骨を onlay graft した．ま

た，粉砕した肋軟骨をネオベール®に充填し鼻背部に挿入した.

＜後療法＞

　術後 1 週間は 24 時間のギプス固定を行い，その後 2 か月は可能な限りギプスを装着してもらった．術後 9 か月時点で短鼻変形と左鼻孔縁の挙上は改善した.

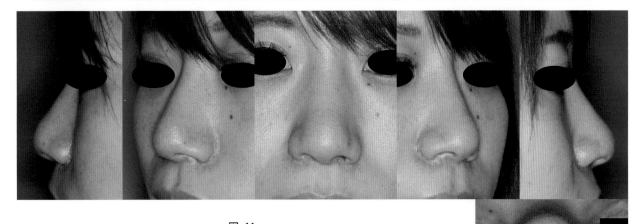

図 11.
症例3：20代，女性
鼻柱の右側への偏位と左鼻孔底の変形を認める．
鼻尖部の丸み残存と tip の projection 不足を認める．

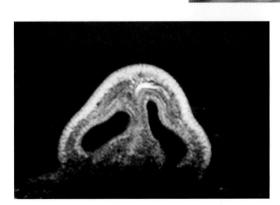

図 12.
症例3：MRI（T1）
大鼻翼軟骨の変形を認める．

症例3：20代，女性

　3年前に他院にて鼻翼縮小術を受けた．別院にて2年前に鼻翼縮小術と鼻尖形成術を受けたが，結果に満足できずに，同院にて，再度鼻翼縮小術と鼻尖形成術を受けた．しかし，鼻柱の右方向への偏位や瘢痕が気になり当科受診となる．

●術前準備

＜術前診察＞

病歴：

①3年前に他院にて鼻翼縮小術（内側法）を受けた．

②2年前に別院にて鼻尖形成術と鼻翼縮小術を鼻孔縁切開によるクローズ法で受けた．しかし，

術後に鼻孔の左右差と左鼻孔底の陥没変形を認めた．

③7か月前に同院にて，その修正のため再度，鼻尖形成術と鼻翼縮小術を受けるも変形が改善せず当科受診．

＜問題点の抽出＞

　鼻柱の右方向への偏位と左鼻孔底の変形の改善を希望している．鼻尖部に圧をかけると鼻柱はより右に傾くため，大鼻翼軟骨の変形や脆弱化を考えた．

正面：tip の偏位はほぼなし．鼻尖形成術を2回行っているが鼻尖には丸みが残存

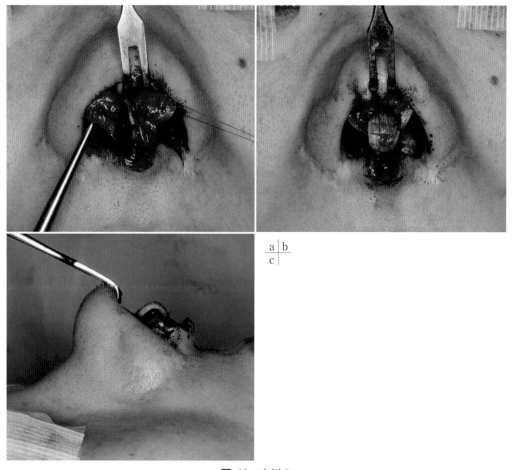

|a|b|
|c| |

図 13. 症例 3
a：両側の大鼻翼軟骨外側脚は離断されており，内側脚は脆弱であった．
b，c：損傷した大鼻翼軟骨を修復，鼻中隔軟骨を columellar strut graft して内側脚を補強，鼻尖に onlay graft を行った．

斜面：tip の projection の不足
下方：鼻柱の右方向への偏位．左鼻孔底の変形

●**手　術**

＜**時　期**＞

　直近の手術から 10 か月経っているため手術は可能である．

＜**アプローチ**＞

　以前の 2 回の手術とも両側の鼻孔縁切開で行われていた．以前の手術より時間も経過しているため，血流に問題はないと判断し両側 IF 切開に経

鼻柱切開を併用したオープン法を選択した．鼻柱皮弁を大鼻翼軟骨内側脚上で挙上していくと，中間脚の途中から大鼻翼軟骨が途絶していた．梨状孔縁に向けて剝離を進めると断裂した大鼻翼軟骨外側脚を認めたため，その全貌を露出させた．

＜**軟骨の評価**＞

　両側の大鼻翼軟骨外側脚は断裂していたが，欠損はないと判断した．内側脚は脆弱化していた．

＜**ドナー選択**＞＜**再構築**＞

　まず，断裂している大鼻翼軟骨外側脚を縫合修

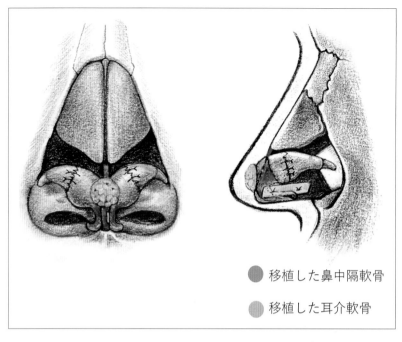

図 14.
症例 3
手術のシェーマ

● 移植した鼻中隔軟骨

● 移植した耳介軟骨

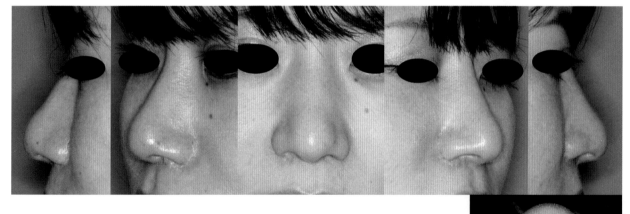

図 15.
症例 3：術後 6 か月

復した．ドナーは鼻中隔軟骨と耳甲介軟骨とした．鼻中隔軟骨を columellar strut graft して脆弱化した内側脚を補強し，鼻尖部には耳介軟骨を onlay graft した．左鼻孔底には Z 形成術を行った．

＜後療法＞
　術後 1 週間のギプス固定を行い，鼻柱の偏位の改善と鼻孔の左右差の改善を認める．

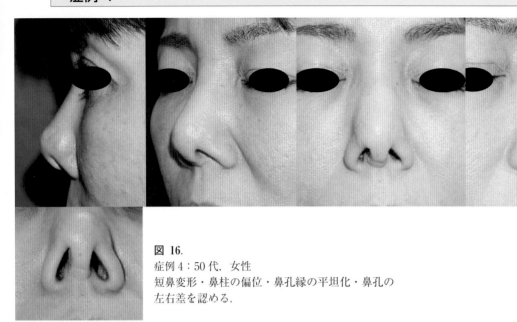

図 16.
症例4：50代，女性
短鼻変形・鼻柱の偏位・鼻孔縁の平坦化・鼻孔の
左右差を認める.

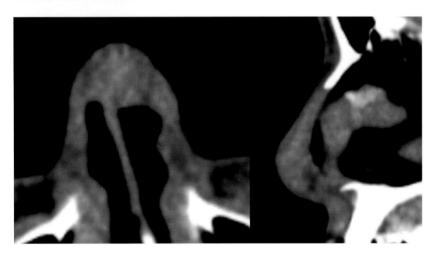

図 17.
症例4：CT
鼻尖部の高度瘢痕を認める. 大鼻翼
軟骨は描出されていない.

症例4：50代，女性

20代の時，I型プロテーゼを挿入した後，抜去＋
鼻尖形成術を施行した. 再度，L型プロテーゼを
挿入し抜去＋鼻尖部に耳介軟骨移植術を施行し
た. 40代の時，鼻尖部の耳介軟骨除去＋鼻尖形成
術を施行したが，外鼻変形と左鼻孔縁の挙上が気
になり当科受診となる.

●術前準備

＜術前診察＞

病歴：

① 20代の時，I型プロテーゼを挿入し抜去＋鼻尖
  形成術を施行. 詳細は不明.

② 再度，L型プロテーゼを挿入し抜去＋鼻尖部に
  耳介軟骨移植術を施行. 詳細は不明.

③ 40代の時，鼻尖部の耳介軟骨除去＋鼻尖形成
  術を施行. 詳細は不明.

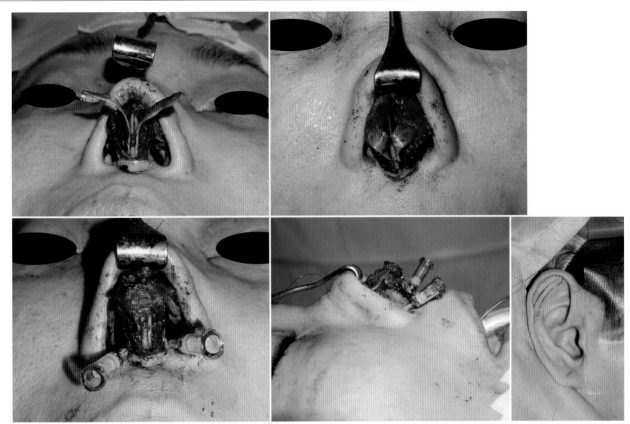

図 18. 症例 4
両側大鼻翼軟骨が全て欠損している.
耳介軟骨を採取(舟状窩)し大鼻翼軟骨を再建, 鼻中隔軟骨を columellar strut graft して内側脚を補強, 鼻尖に耳介軟骨を onlay graft した.

<問題点の抽出>

　短鼻変形, 鼻柱の左方向への偏位, 両側鼻孔縁の平坦化, soft triangle の先鋭化, 鼻孔の左右差を認める. 高度の瘢痕拘縮が予想されるため困難な手術が想定された.

正面:tip の頭側偏位を認める. ACR(alar-columellar relationships)は上向きである.

下方:鼻柱の左方向への偏位, 両側鼻孔縁の平坦化, soft triangle の先鋭化, 鼻孔の左右差を認める.

●手　術

<時　期>

　直近の手術から 10 年近く経っているため手術

は可能である.

<アプローチ>

　以前の手術は両側の鼻腔内切開と経鼻柱切開で行われていた. 鼻腔内は複数の切開線が存在していたため一番手術の行いやすい両側 IF 切開に経鼻柱切開を併用したオープン法を選択した. 高度の瘢痕を丁寧に剥離し nasal envelope を挙上したが, 両側の大鼻翼軟骨はほぼすべて欠損していた.

<軟骨の評価>

　両側の大鼻翼軟骨は中間脚から外側脚までほぼ全てで欠損していた. 鼻中隔軟骨は採取されておらず, 正常であった.

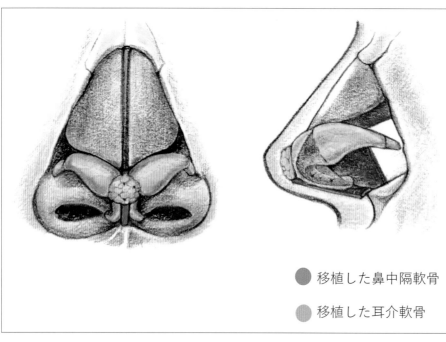

● 移植した鼻中隔軟骨

● 移植した耳介軟骨

図 19.
症例 4
手術のシェーマ

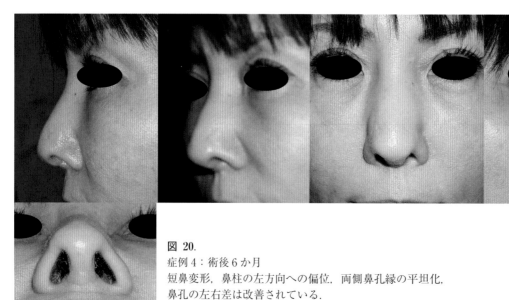

図 20.
症例 4：術後 6 か月
短鼻変形，鼻柱の左方向への偏位，両側鼻孔縁の平坦化，
鼻孔の左右差は改善されている．

＜ドナー選択＞＜再構築＞

　まず，大鼻翼軟骨を中間脚から外側脚までを再建するためのドナーを耳介軟骨の舟状窩とした．次に，鼻中隔軟骨を columellar strut graft して内側脚を補強した．最後に鼻尖部に耳介軟骨を onlay graft した．

＜後療法＞

　術後 1 週間のギプス固定を行い，術後 6 か月で，短鼻変形，鼻柱の左方向への偏位，両側鼻孔縁の平坦化，鼻孔の左右差は改善されている．

考　察

　我々が行っている鼻の修正手術の手順は，

術前準備：① 術前診察→② 問題点の抽出→③ 画像評価→④ 手術計画→⑤ 時期決定

手術：⑥ アプローチ→⑦ 軟骨評価→⑧ ドナー選択→⑨ 再構築，⑩ 後療法

である．

　各々の要点として，

① 術前診察は，十分な時間をかけてできるだけ多くの情報を収集する．

② 問題点の抽出は，患者が希望している修正点を客観的に評価してそれが妥当であるかを中立の立場から判断する．

③ 画像の評価は，プロテーゼなどの異物だけでなく軟部組織や軟骨などの評価を行い手術のシミュレーションに役立てる．

④ それらを踏まえて，手術の計画を行う．

⑤ 手術の時期決定は，鼻の状態だけでなく，患者の精神の状態も考慮して決定する．

⑥ 鼻尖部の修正は，軟骨の再構築を伴う場合が多いので，ほぼ全例，全身麻酔下での鼻翼軟骨下切開に経鼻柱切開を併用したオープン法で行う．

⑦ 軟骨は変形しているのはもちろんのこと断裂や欠損していることも少なくないので，全体を露出させてから評価を行う．

⑧ ドナーの選択においては，手術の結果がアンダーになって更に再手術となることを避けなくてはならないので，肋軟骨を使用することを躊躇しない．

⑨ 再構築は，modified tripod theory, tetrapod theory, quadrangular concept などの理論に基づいて行う．脆弱になっている部分には補強，断裂している部分には修復，欠損している部分には移植を行うことを原則とする．欠損している部分への移植には同様の質感の軟骨を用いることが良いと考える．

　以上のように，鼻の再手術の際の要点を述べた

が，これらを踏まえた上で鼻尖部の初回手術をどのように行うべきなのかを考察する．

① 術前診察

　修正術の際に患者に過去の手術のことについて聞いても正しく理解していることは稀である．術式名はわかっているが具体的にどのような手術を受けたかを理解していないことも多い．また，手術記事を取り寄せたとしても，術式名しか書いていないこともある．自分以外の術者が再手術するかもしれないことを念頭に置きながら，手術記事は詳細に書くことはもちろんのことであるが，患者自身にも手術の詳細を理解してもらうことも大切である．

② 問題点の抽出

　これは修正術の時より初回手術の時の方が抽象的になりやすい．かわいい鼻やすっとした鼻などの抽象的表現は避け，どの部位をどのようにしたいのかを具体的に話し合うことが重要である．画像シミュレーションを用いるのも1つの方法である．

③ 画像評価

　基本的には初回手術でも画像検査を行う．特に，鼻中隔延長を行う場合や先天的な変形がある場合などは必須である．

④ 手術の計画

　術後の鼻尖部の変形が年単位で起こってくることを考えて術式を決定する必要がある．プロテーゼなどの異物の選択が正しいのか，過度の鼻形成術になっていないかなどを検討するようにしている．

⑤ 時　期

　先天的な場合を除いて，鼻尖形成術は成人してから行うようにしている．修正術の際に脆弱化した軟骨を認めることも多く，少なくとも軟骨が十分に発達した状態で手術をすべきであると考えているからである．もちろん，精神面においても成熟していることは必要である．

⑥ アプローチ

　Rim 切開の瘢痕拘縮の修正が困難を極めること

から，初回手術は両側 IF 切開にするようにしている．経鼻柱切開を併用するかどうかは症例ごとに適応を見極めている．

⑦ 軟骨評価

修正手術時，多くの症例で大鼻翼軟骨内側脚は鼻尖部からの圧迫で変形している．つまり，初回手術時に内側脚の補強を行うことで，修正を必要としないで済む可能性がある．また，軟骨の断裂や欠損により外鼻に不自然な変形をきたしている症例を認めるため，軟骨の切断や摘出には慎重になる必要がある．

⑧ ドナーの選択

ドナーには限りがあることを念頭に置いて，最小限の採取にとどめることが，再手術の時には役立つ．

⑨ 再構築

軟骨が負荷により脆弱になりそうなら補強を行い，軟骨を切断するなら修復を行うなど，初回から脚を意識した手術を行う．

⑩ 後療法

術後の変形が年単位で生じてくることを考えると年単位の経過観察は必要であると考える．

結　語

我々の行っている鼻尖の修正手術について述べた．加えて，修正術から得られた知見を基に初回手術について考察を行った．手術を順序だてて考え，それぞれの段階での Key point を念頭に手術を行っていくことで，再手術を減らすことができる．かつ，再手術になった際にも修正が行いやすいと思われた．

参考文献

1) 鄭　載用：鼻形成術．421-439，三恵社，2017．
2) 酒井直彦ほか：【鼻の美容外科】鼻尖形成術：縫合と onlay graft ストラット型軟骨移植による鼻尖縮小術．PEPARS．**105**：36-46，2015．
3) Adamson, P. A., et al.：The M-arch model：a new concept of nasal tip dynamics. Arch Facial Plast Surg. **8**：16-25, 2006.
4) Richard, W. W. Lawson, W.：The tripod theory of nasal tip support revisited：the cantilevered spring model. Arch Facial Plast Surg. **10**(3)：170-179, 2008.

PEPARS

各号定価 3,300 円(本体 3,000 円＋税)．ただし，増大号の
ため，No. 123, 135, 147, 159, 171 は定価 5,720 円(本体 5,200
円＋税)．
在庫僅少品もございます．品切の場合はご容赦ください．
(2021 年 7 月現在)

掲載されていないバックナンバーにつきまし
ては，弊社ホームページ(www.zenniti.com)
をご覧下さい．

2021 年 年間購読 受付中！
年間購読料 42,020 円(消費税込) (送料弊社負担)
(通常号 11 冊＋増大号 1 冊：合計 12 冊)

click

全日本病院出版会 | 検 索

PEPARS No.176：74-85, 2021

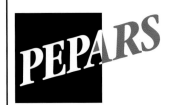

◆特集／美容外科の修正手術─修正手術を知り，初回手術に活かす─

脂肪吸引の失敗とその修正

大橋　昌敬*

Key Words：脂肪吸引(liposuction)，修正手術(revision)，脂肪注入(fat-grafting)，リゴトミー(Rigottomy/percutaneous aponeurotomy)，筋膜癒着部位(zone of adherence)

Abstract　脂肪吸引術は輪郭形成(ボディカンタリング)手術として，また，脂肪注入手術のための脂肪採取として必須の手技である．しかし，脂肪吸引は適切な手技で行わないと，弛みや凸凹，肌質の悪化といったトラブルも多い．多くの場合，皮下脂肪組織の基本的な構造や筋膜癒着部位(zone of adherence)の存在を無視した脂肪吸引や，脂肪吸引は単に脂肪を多く取れれば良いとする"間違った見解"を持った医師による脂肪吸引で起こる．今回は簡単な脂肪吸引に関する解剖とトラブルの回避方法，そして修正に必須な脂肪注入技術等を，実際の症例を参照しながら述べる．

はじめに

　脂肪吸引術は輪郭形成(ボディカンタリング)手術として有効な施術であるが，脂肪注入の際に必要な脂肪の採取として必須の手技でもある．しかし，脂肪吸引は適切な手技で行わないと，弛みや凸凹，肌質の悪化といったトラブルも多い．

　今回は脂肪吸引後の整容的な不満足のために修正手術を必要とした症例の原因とその対処法について述べる．これらの失敗例をもとに今後の脂肪吸引術でしてはいけないこと，避けるべきことを知っていただければ幸いである．

脂肪吸引に必要な知識

　本題であるトラブル修正の解説前に，まずは①脂肪吸引に必要な解剖，②脂肪吸引手技，そして修正に必須である③脂肪注入手技のキーポイントを述べる．

* Masanori OHASHI，〒106-0031　東京都港区西麻布 3-16-23　Azabu Body Design Center THE CLINIC 東京院，院長

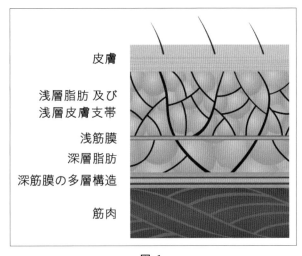

図 1.

① 脂肪吸引に必要な解剖のポイント

　皮下脂肪組織の略図を図1に示す．

　皮下脂肪組織は解剖学的に浅筋膜(superficial fascia)によって浅層脂肪層(superficial adipose tissue)と深層脂肪層(deep adipose tissue)に分けられる[1)2)]．

　浅層脂肪は浅層皮膚支帯(retinacuia cutis superficialis/fibrous septa)と呼ばれる3次元網目

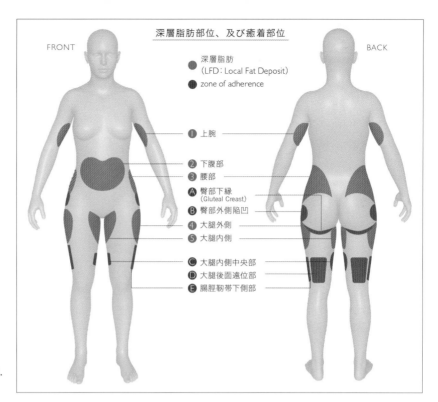

図 2.

深層脂肪部位、及び癒着部位

FRONT　　　　　　　　　　　　　　　　　　　BACK

● 深層脂肪
　（LFD：Local Fat Deposit）
● zone of adherence

❶ 上腕
❷ 下腹部
❸ 腰部
Ⓐ 臀部下縁
　（Gluteal Creast）
Ⓑ 臀部外側陥凹
❹ 大腿外側
❺ 大腿内側
Ⓒ 大腿内側中央部
Ⓓ 大腿後面遠位部
Ⓔ 腸脛靱帯下側部

図 3.
解剖学的位置：大腿の深部脂肪，癒着部位，殿部支え
黒：zone of adherence
緑：殿部の支え
赤：深層脂肪が存在する部位

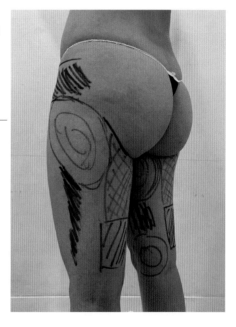

構造が密に存在しており硬い．また，皮下直下は毛細血管も多く出血しやすい．一方，深層脂肪の方は結合組織（fibrous septa）が疎で柔らかく，吸引時の出血も少ない．

　体の脂肪の大半は浅層脂肪で占められており，深層脂肪は多くないが，下腹部，腰，大腿部，殿部，上腕などの限られた場所では深層脂肪が大量に存在し，LFD（local fat deposit）と呼ばれる．LFD が多く存在する部位を図 2 に示す．

　LFD（深層脂肪）のみの脂肪吸引（採取）の場合，上記の理由で吸引しやすく出血も少ないため，外科的"立体感"があればさほど問題は起こらない．

　よって，脂肪採取目的の脂肪吸引の場合，上記の LFD をターゲットとし，浅層をあまり扱わないことが望ましい．しかし LFD のみでは十分な脂肪が採取できない場合，また，痩身やボディカ

ンタリングも同時に希望する患者では浅層脂肪も扱わなければならない．多くはこの浅層脂肪を扱う際にトラブルが起こる．

　また，大腿の脂肪吸引時は浅筋膜と深筋膜が結合（癒着）しており深層脂肪がほぼ存在しない"zone of adherence"（図 2，図 3）の部位を十分に理解しておく必要がある[2)3)]．

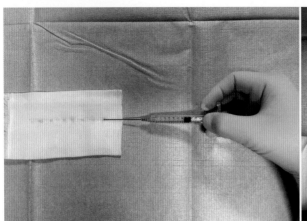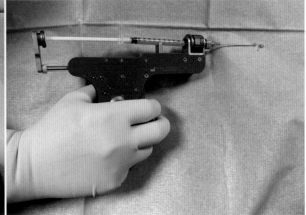

図 4. 注入方法 a｜b

a：慣れないうちの注入には 1 m*l* ロックシリンジに 18 G 鈍針を付け，左図のようにドット（～ヌードル）状で注入する．

b：さらに細かい注入を要する場合（線状の傷跡や固く細かいくぼみに対しては）MAFT-GUN® と呼ばれる器具を用いると，さらに細かく注入できる（1 ストローク 1/60～1/240 m*l* の範囲で注入可能）．

② 脂肪吸引術キーポイント

1）Crisscross suction

1 部位を吸引する際に，2 点以上からアプローチして，交差（crisscross）させながら吸引することで一方向からのみの吸引による凹みをならすことができる．

2）左手（利き手以外）の操作

理想は crisscross できるように 2 方向以上のアプローチが望ましいが，もしそれが不可能な場合は，吸引している反対の手で皮膚をねじり（ずらし），1 つの穴からでも crisscross できるようになると凸凹が少ない吸引ができる．

3）フェザーリング

硬い脂肪（特に浅層脂肪）の場合，吸引前に脂肪（組織）を事前に柔らかく壊しておくと凸凹になり難い．先がギザギザのフェザーリングバーで行うことが一般的ある．

最近は機械の進歩が目覚ましく，VASER®（第 3 世代の脂肪吸引器）やアキーセル（パワーアシストの一種），Water-Jet（ボディージェット®）等の機器も増えている[4)5)]．

4）術前に綿密なマーキング（デザイン）を行う

術前のマーキングは，手術と同様にとても大切である．この作業をおろそかにすると質の高い脂肪吸引はできない．患者自身の筋肉，骨格に合わせ，解剖学に基づいたデザインが必要となる．筆者の場合，吸引を積極的に行う部分，吸引を避ける部分，その移行帯等を術前に立位にてマーキングする（図 3）．

③ 脂肪注入のキーポイント

脂肪注入はコールマンテクニック[6)]に準ずることとし，詳細は割愛するが，要は細かく注入することである．遊離脂肪が定着するのは酸素が供給される半径約 1 mm であることから[7)]，直径 2 mm の米粒大で注入するか，直径 2 mm 以下のヌードル状で注入する必要がある（この場合 1 m*l* を 30 cm 以上に伸ばさなければならない）．

筆者の場合，比較的広い範囲の場合は直径 1.7 mm のコールマンカニューレ（鈍先），狭い範囲の場合は 18 G 鈍針を用いて注入する．慣れないうちは 1 m*l* ロックシリンジに脂肪を詰め 18 G 鈍針で注入するとよい．さらに細かい注入が必要な場合は MAFTGUN® のようにとても細かく注入できるデバイスもある（図 4）．

完全に癒着している場合は鋭針で注入する場合もある．注入量は狭い範囲に多く注入しすぎると壊死になるため，軽度のオーバーコレクトにとどめ，複数回の注入を行った方が脂肪壊死（しこり，感染）を避けることができる．

本題：整容的トラブル（失敗）

整容的なトラブルの種類は，

1. 凸凹
2. 皮膚のタルミ
3. 肌質の悪化
4. 殿部の下垂
5. バランスの不自然さ
6. 細くなっていない

等である．

これらに関して，それぞれの原因と対処法を述べる．

1．凸凹（症例1＝図5，症例2＝図6参照）

凸凹の原因は，

① 取りむら
② 皮膚の不均一な癒着
③ 吸引カニューレによる吸引の跡
④ 一時的な硬縮

などである．

①②③は再手術が必要で，④は術後のマッサージやストレッチで改善する．

順に詳細を述べる．

① 取りむら

脂肪吸引範囲内に極端に皮下組織の厚さに差があると，凸凹となる．特に深層に比し浅層の脂肪を行った際にむらが出やすい．脂肪吸引（採取）の際，吸引する量を気にすることは勿論であるが，残す層の厚さも考慮する必要がある．皮下脂肪を吸引しすぎると，皮膚が筋膜に癒着して修正が困難となる．

再手術の際は皮下組織自体が残った脂肪に加え線維質となっているため，初回手術よりも硬く取りづらい．よって再手術の際は凸凹（とりむら）が初回手術よりも起こりやすいことを念頭に置いて手術をする必要がある．

② 皮膚の不均一な癒着

脂肪吸引後，皮下組織はルーズな状態になる．また，脂肪を多く取れば皮膚と筋肉（筋膜）の面積に差が生まれ"歪み"が生じる．そのままの状態で皮膚と筋肉が癒着（もしくは治癒）してしまうと，凸凹が生じる．よってこの歪みができない範囲で吸引することが望ましい．皮膚の収縮を促す吸引法もあるが，慣れないうちは，吸引しすぎないことが重要である．

吸引後はずれが生じないように適切な圧迫固定（ガーメント等）を行う．不適切な圧迫固定を長期間行えば，その歪みのまま癒着してしまう．

③ 吸引カニューレによる吸引の跡

前述のように皮下直下の浅層は結合組織（浅層皮膚支帯）が密で硬いため，吸引によって凸凹が生じやすい．特に太いカニューレ（直径3mm以上）を使用して強い陰圧（0.5気圧以上）で吸引すると，皮下組織が吸引管の近くのみ吸引され窪みの"線"ができる．よって皮下の近くは細い吸引管（3mm以下）で陰圧を下げて吸引する必要がある．もしこの線が術中にできた場合，陰圧をかけず，線に対して斜めにカニューレを動かし（crisscross法），ならす（フェザーリングする）必要がある．

④ 術後の経過としての硬縮

術後3〜6か月位は多少なりとも術後の硬縮を認める時期である．この時期の硬縮に対しては，ヘパリン類似物質クリームを渡し，術後1週間頃を目安に（疼痛が消えてきた頃を目安に）ストレッチやマッサージを勧めている．なお，この硬縮の時期（3〜6か月）は無理に修正（再）手術を行わない方がよい．

①〜③の場合，手術で改善する必要があるため，以下に修正方法を示す．

＜凸凹の修正方法＞

チュメセント液（生理食塩水1,000mlに対しアドレナリン（ボスミン®注1mg）1A，炭酸水素ナトリウム（メイロン®静注8.4%®）1A（20ml），リドカイン（キシロカイン®注射液）50ml（500mg））を皮下組織に注入し，十分なスペースを作る．癒

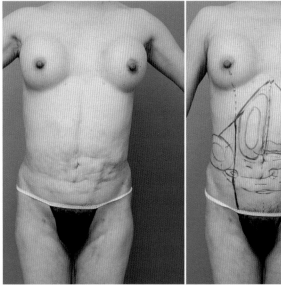

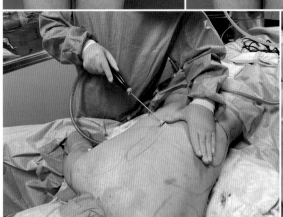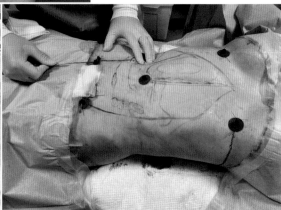

図 5-a～d. 症例 1：48 歳，女性
　a：腹部脂肪吸引後約 1 年．過度の脂肪吸引でたるみと凸凹，不均一な癒着を起こしている．
　b：術前デザイン
　　黒色：今の正しい腹直筋のラインと肋骨下縁
　　赤色：吸引が必要な部分
　　青色で囲んだ範囲：完全に皮膚と筋膜が癒着しており，リゴトミーと脂肪注入が必要な場所
　　また，下腹部全体，タルミが不均一に癒着して強いシワ（紫色）となっており，シワとなってい
　　る部分のリゴトミー，脂肪注入が必要である．なお下腹部は全体的に色調も悪く広範囲にまん
　　べんなく脂肪注入を行うこととした．
　c：腹部，大腿，下腿，上腕と全て脂肪吸引済みで全く脂肪がない患者であったため，脂肪採取
　　はやむなく背中からの採取となった．
　d：チュメセント液を注入

着が強い場合はチュメセント液を注入する時点で難渋する場合もある（図 5-d 参照）．

　チュメセント液で膨張した皮下組織をカニューレ（もしくはフェザーリングバーや VASER®）で脂肪が多い部位と脂肪が少ない（ない）部位をフェザーリングしてならす（この際も crisscross 法を

意識する）（図 5-e 参照）

　窪みの部分に脂肪が十分にある場合は，とり残りの部分のみを多く吸引して平坦にすればよい．しかし皮下脂肪がない場合は脂肪注入が必要となる．瘢痕が強い場合などは 18 G 鋭針にて瘢痕を解除（リゴトミー）した後に脂肪を注入する[7]．

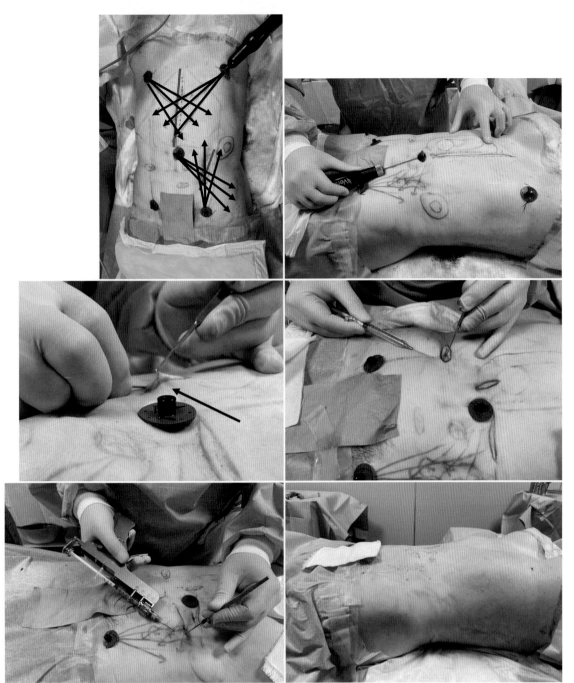

e	f
g	h
i	j

図 5-e〜j. 症例 1：48 歳，女性

e：フェザーリング（当院では VASER® を使用）デザイン．フェザーリングも脂肪吸引と同じく crisscross をかけながら行う．特に吸引されすぎた窪みのライン（赤線）を"またぐ"とライン は消えやすい．（ただし今回は白線上で完全に癒着していたため，消すことは困難であった）

f：取り残し（今回は取り残しというより周囲の高さと合わせるため）の脂肪吸引

g：18 G 鋭針を用いて癒着部分をリゴトミー（ニードルによる皮下の瘢痕組織癒着剝離）．片方 の手で窪んだ皮膚をスキンフックを用いて引き上げるとやりやすい（黒→）．

h：窪んだ部分には 18 G 鈍針，1〜5 cc ロックシリンジを使って脂肪注入．硬い部分は 1 cc の ような小さめのシリンジが注入しやすい．

i：細かく注入したい場合は MAFTGUN®（1 ストローク 1/60〜1/240 ml に調節可能なデバイ ス）を用いることもある．

j：今回の脂肪吸引と脂肪注入（およびリゴトミー）でかなりスムーズな皮膚となった．正常な 状態に近付けるためには，今後少なくとも 2〜3 回の注入が必要だと思われる．

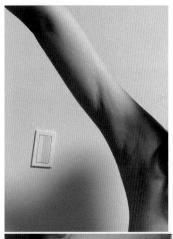

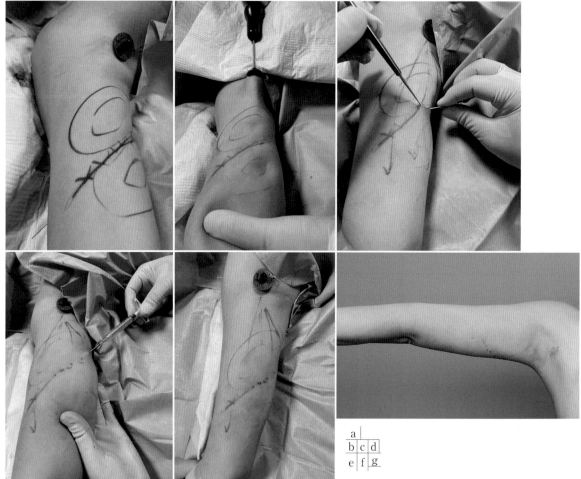

図 6. 症例 2：33 歳，女性．上腕吸引後約 1 年．右上腕に不自然な引き攣れがあるために来院

a：術前写真．上腕の中枢側と末梢側の間に窪みがある．この部分のみ皮膚の伸展が悪い．

b：術中のマーキング．丸のマーキング部分と窪み（引き攣れ）

c：窪みを境に中枢側，末梢側をならし（写真は VASER® を用いてフェザーリング），その後脂肪の取り残し部分を適量吸引

d：18 G 鋭針にてリゴトミー（ニードリング）索状物の上をスキンフックで引き上げそのテンションが掛かってる結合織を針で切るイメージ

e：リゴトミー後に窪みの部分に脂肪注入．ボーラスで注入しないで米粒，または細いヌードル状に注入（このケースは 1 cc ロックシリンジに 18 G 鈍針を用いて注入）．

f：術直後．窪み（引き攣れ）はずいぶん改善している．

g：術後 1 週間．術前の窪み（引き攣れ）の改善がみられる．

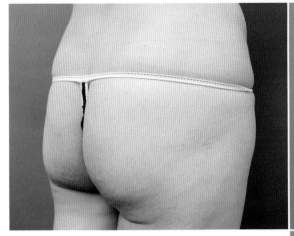
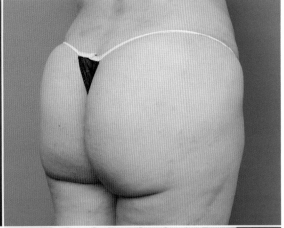

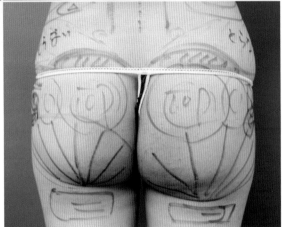

図 7.
症例 3：36 歳，女性
　a：術前．殿部と大腿部の吸引後，殿部のタルミと下垂，殿
　　部下縁の崩壊がみられる．
　b：2 回の脂肪注入（殿部の支え，殿部下縁，殿部トップおよ
　　びサイド）と Thermi-tite®（皮膚引き締め RF）を併用．最終
　　注入より 3 か月後．下垂は改善しているがまだ不十分．殿
　　部のタルミはボリュームとタイトニングでかなり改善．
　c：脂肪注入部位（青色：殿部の支え，殿部下縁，殿部トッ
　　プおよびサイド），および Thermi-tite®（紫色：線放射線状
　　にデザイン）．腰〜ウエストは脂肪注入のドナーとして用
　　いるためデザインしている（赤）．

2．皮膚のタルミ（症例 3 ＝図 7）

　たるみの原因は吸引後，皮膚の収縮が十分に起
こらず，皮膚と筋肉（筋膜）との面積に差ができる
ことである．特に腹部，大腿の内側，上腕（俗に言
う振袖部分），殿部，膝周囲に多く見受けられる．
特に肉割れ（妊娠線を含む）が多い部分は収縮力が
悪くたるみやすい．

＜タルミの修正＞

　ごく軽度のものであればマッサージやストレッ
チを促し，回復する場合もあるが，根本的な修正
は，① 皮膚を収縮させるか，② 再度注入して膨ら
ませるしか手段がない．

　① 皮膚を収縮させる

　皮膚を収縮させるには皮膚の収縮専用のデバイ
スを用いる．現在当院ではレヌビオン（RENU-
VION®）（図 8）やサーミタイト（Thermi-tite®）等
を用いている．

　RENUVION® はヘリウムガスのプラズマを利
用して皮下の網目状にはりめぐらされた結合組織

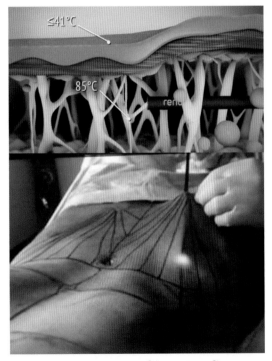

図 8．RENUVION®（レヌビオン）
RENUVION® はヘリウムガスのプラズマで皮膚支帯を
熱で収縮させる．一瞬で 85℃ まで上がり，すぐに熱が下
がる．よって火傷のリスクが低く従来の RF（ラジオ波）
より安全に効果的に収縮を促すことができる．写真は
下腹部のタルミに対する RENUVION® の施術中写真

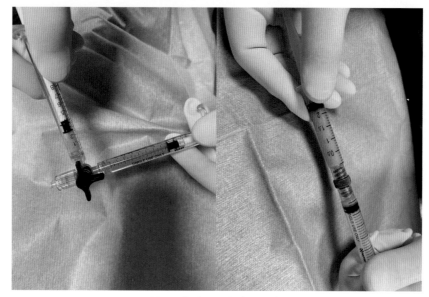

図 9. 脂肪の乳化(ナノ化)
脂肪をボリューマーとして使わず，肌質の改善のみに用いたい場合は，脂肪を
図のようにシリンジ内脂肪を三方活栓やロック-ロックコネクターで繋ぎ，行き
来(約20往復)させた後に注入するとよい．

を高温(約85℃)で収縮させ皮膚を収縮させる．このプラズマは瞬時に低温となるため，火傷のリスクがほとんどないと言われている．一方，Thermi-tite® は皮下から真皮に RF(Radio Frequency)をあて真皮内の結合組織を収縮させる．Thermi-tite® は術中に火傷のリスクがあるためサーモグラフィーを設置して行う必要がある．

3．肌質の悪化

吸引部位のチアノーゼ様(紫〜黒)の肌，皮膚の毛細血管拡張，色素沈着の遷延(もしくは永久的)等が主な症状である．皮下脂肪を全く残さず吸引して血流が悪くなった場合や，真皮層を内側より傷つけた場合に起こる．肌質悪化の予防は皮下脂肪を多少なりとも上手に残すことである．

少しでも多くの脂肪を取る脂肪吸引が優れた脂肪吸引だと"誤解"している医師が犯しやすいトラブルである．

＜治　療＞

術後急性期であればプロスタグランジン含有軟膏を用い皮膚のサルベージを行う．その後はヘパリン類似物質含有軟膏を使い患者にマッサージやストレッチを行ってもらう．

それでも治らない場合(1年以上)脂肪注入での血行改善を図る．脂肪注入は皮下に鈍針カニューレで皮下直下に薄く注入する．瘢痕が強く鈍針で注入できない場合は18 G 鋭針を使って皮下直下または皮内に脂肪を注入する．

通常の脂肪が注入困難な場合は，乳化[8)9)](ナノ化：2つのシリンジを三方活栓やロック-ロックコネクターを用い繋いで脂肪を左右に移動させ成熟脂肪を壊した液体状の脂肪)した脂肪を注入しても効果は認められる(図9参照)．1回の脂肪注入による治療では改善できず，複数回の治療が必要となる．

4．殿部の下垂

大腿後面の脂肪吸引で起こる．原因は殿部を支えている大腿後面近位深層を吸引してしまうと，支えがなくなり殿部の重さで下垂する．また，殿部自身の吸引でもボリュームが落ちた分，タルミが生じる．つまり，大腿を細くしたいがあまり，むやみに取りすぎると殿部が下垂しボディラインが崩れるという本末転倒な事態が生じる．

また，殿部下縁には"zone of adherence"が存在し(図2, 3参照)この癒着を吸引，破壊すると殿部

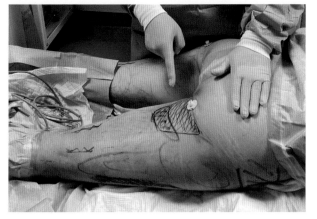

図 10. 殿部支えの確認
吸引直後に手術台を斜めにして重力をかけ，軽く殿部を
下に押し下げても殿部が下垂しないかを確認．濃くマー
キングしている部分が殿部の支えとなる部分

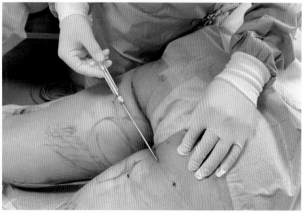

図 11. 殿部の下垂に対する脂肪注入
殿部下縁の zone of adherence と殿部の支えに脂肪を注
入して改善を見込む．1回で片方30〜40 ml 程度注入する
ことが多い．

下縁のラインが崩れてしまう．術中，吸引直後に
手術台を斜めにして重力をかけ，軽く殿部を下に
押し下げても殿部が下垂しないかを確認するとよ
い(図10).

＜殿部下垂修正方法＞（症例3＝図7参照）

吸引され，支えを失ってしまった殿部下の大腿
後面近位に脂肪注入を行い，支えを作り直す(図
11)．ただしこの部位は座位にて圧がかかる部分
であるため，脂肪の定着が悪く，複数回の注入を
必要とする．また，筆者はこの支えを作るため，
(他に脂肪採取する場所がない患者に)脂肪ではな
くヒアルロン酸を使用した経験があるが，座位に
てヒアルロン酸が圧迫され移動し，炎症を起こし
た経験があるため，勧めない．

殿部自体の吸引で下垂している(たるんでいる)
場合は，殿部皮下組織への再注入(最近では大殿
筋内への注入は肺塞栓の可能性があるとされてい
るので避けた方がよい)[10)]で改善される．

なお，この下殿部のたるみや大腿後面近位部の
たるみ(バナナロール)に対し，皮膚の引き締め目
的で前記の RENUVION® や Thermi-tite® を追加
で行うと，さらなる改善が見込まれる．

実際にはこれらの治療を組み合わせて行うこと
が多い．

5．バランスの不自然さ

上腕，大腿，腰(ウエスト)などでよくあるトラ
ブルで，周囲とのバランスを無視した吸引，もし
くは解剖学的に自然な体型を無視した吸引を行う
と起こる．人体の構造は丸みを帯びているため，
吸引孔から吸引しやすい部位とそうでない部位が
出てくる．初心者の場合，吸引しやすい部位の脂
肪(または吸引したい部位)を過度に取り除いてし
まうことが多い．なお，吸引孔近位は(遠位に比し
取りすぎる傾向になることも念頭に置いて吸引す
べきである．

＜バランスが不自然になった場合の修正方法＞

取り残しだけでバランスが悪い場合は，取り
残った部位の脂肪吸引を行えばよい．局面の脂肪
が取り残されている場合は曲がったカニューレを
用いると修正し易い．また，患者の許しを得て別
の吸引孔を作って再吸引してもよい．

脂肪の取りすぎも同時に認められる場合には脂
肪注入を行い，必要に応じて周囲の脂肪吸引を
行って形を整える．

6．細くなっていない(というクレーム)

単なる取り残しも場合もあるが，腹部，大腿，
下腿では単にドクターの説明不足ということが少
なくない．脂肪吸引でアプローチできるのは皮下
脂肪のみで，内臓脂肪や筋肉(や骨格)は減らすこ

とができない．そのことを事前にしっかり説明しておかないと，術前の完成のイメージとギャップを感じトラブルになる．

＜細くなっていない場合の修正方法＞

まずは患者に脂肪吸引の限界を十分に理解してもらう．

残っている脂肪量を確認して，十分な皮下脂肪が残存していれば，周囲とのバランスも加味しながら適切な量まで吸引する．体を円柱と考えると，遠方はまっすぐなカニューレでは吸引できない．前述のような，先が曲がった特殊カニューレを用いると吸引しやすく皮膚を傷つけにくい．それでも困難な場合は（患者の同意の元）吸引孔を新しく作り再吸引する．

症例提示

症例 1（図 5）：48 歳，女性．腹部全体の過度の脂肪吸引例による凸凹例

腹部の脂肪吸引後約 1 年．脂肪吸引しすぎで部分的に皮下脂肪が完全になくなり，余剰の皮膚が（解剖学的位置とずれ）不均一に癒着，凸凹になっている．肌の血流も悪く色素沈着も残っている．

皮下のならし（フェザーリング）とリゴトミー，脂肪注入を行った．術直後かなりの改善を認めるが，納得いく結果までは今後，数回の脂肪注入が必要であると考える．

症例 2（図 6）：33 歳，女性．上腕脂肪吸引後，窪み（引き攣れ）症例

他院上腕吸引後約 1 年．右上腕に不自然な引き攣れがあるために来院．上腕中央に皮膚の引き攣れ，およびその周囲の軽度取り残しが認められた．

取り残した脂肪の再吸引とリゴトミーによる引き攣れ解除，および脂肪注入で改善を図った．

症例 3（図 7）：36 歳，女性．大腿〜殿部脂肪吸引後の殿部下垂症例

他院殿部から大腿後面にかけての脂肪吸引後，殿部下垂，殿部下縁（gluteal crease）の崩壊（右）および左右差，殿部のハリの低下が認められた．

Thermi-tite®（皮膚収縮を促す体内式 RF 装置）

に加え，脂肪注入（初回殿部下縁と殿部支え部分に右 66 m*l*，左 60 m*l*．2 回目は殿部下縁と殿部支え部分に加え，殿部のトップとサイド（lateral gluteal depression）に右 245 m*l*，左 215 m*l*．）を行った．2 回目注入後術後 3 か月目の写真は殿部のハリも戻り，殿部下縁も左右差も改善している．

まとめ

脂肪吸引手術は物理的に脂肪を除去することができる確実な方法である．ただし，美容手術であるため，不可逆的な合併症を起こさないことが求められる．よって，術者が術後の凸凹やタルミの原因とその予防を熟知し，これらを起こさないための最大限の理解と努力が必要である．

今回は脂肪吸引後の整容的な不満足ために修正手術を必要とした症例の原因とその対処法について述べた．本稿をもとに今後の脂肪吸引術でしてはいけないこと，避けるべきことを知っていただければ幸いである．

今後，脂肪吸引（脂肪採取）が，より安全で満足度の高い施術として進化していくことを望む．

利益相反

著者に，本論文について他者との利益相反はない．

参考文献

1) Stecco, C., et al.：Fascia redefined：anatomical features and technical relevance in fascial flap surgery. Surg Radiol Anat. **35**：369-376, 2013.
　Summary　皮下脂肪と筋膜に関する詳しい解剖と利用法.
2) Almutairi, K., et al.：Body contouring. Plast Reconstr Surg. **137**：586e-602e, 2016.
　Summary　脂肪吸引による輪郭形成に関するまとめ.
3) Rohrich, R. J., et al.：The zone of adherence：role in minimizing and preventing contour deformities in liposuction. Plast Reconstr Surg. **107**：1562-1569, 2001.
　Summary　Zone of adherence（癒着部位）を理解して脂肪吸引後の変形を最小限にする.

4）大橋昌敬ほか：VASER® を使用した脂肪吸引 9,400 例の経験. 形成外科. **63**：733-743, 2020.
Summary　VASER® は脂肪吸引，特にボディカンタリング手術に関しては有用な方法である.

5）Matarasso, A., et al.：Evidence-based medicine：liposuction. Plast Reconstr Surg. **132**：1697-1705, 2013.
Summary　脂肪吸引に関して適応や結果，今後の展望などのまとめ.

6）Coleman, S. R.：Structural fat grafting：More than a permanent filler. Plast Reconstr Surg. **118**（Suppl）：108S-120S, 2006.
Summary　脂肪注入に関するバイブル的な文献.

7）Khori, R. K., et al.：Percutaneous aponeurotomy and liopofilling：a regenerative alternative to flapreconstruction. Plast Reconstr Surg. **132**：1280-1290, 2013.
Summary　鋭針を使い索状物を切断（リゴトミー）後脂肪注入をして組織の再生を図る.

8）Tonnard, P., et al.：Nanofat grafting：Basic research and clinical applications. Plast Reconstr Surg. **132**：1017-1026, 2013.
Summary　脂肪の乳化による若返り，肌質改善.

9）Mashiko, T., et al.：Mechanical micronization of lipoaspirates：Squeeze and emulsification techniques. Plast Reconstr Surg. **139**：79-90, 2017.
Summary　吸引脂肪をメカニカルに壊し乳化した（nanofat 化した）脂肪の有用性.

10）Ordenana, C., et al.：Objectifying the risk of vascular complications in gluteal augmentation with fat grafting：a latex casted cadaveric study. Aesthetic Surg J. **40**：402-409, 2020.
Summary　殿部脂肪注入に関するリスクとその回避方法.

PEPARS No.176 : 86-95, 2021

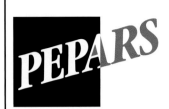

◆特集／美容外科の修正手術—修正手術を知り，初回手術に活かす—

脂肪注入術
—合併症の種類とその治療，予防—

福田　越[*]

Key Words：脂肪注入(fat injection)，脂肪移植(fat grafting)，脂肪壊死(fat necrosis)，嚢胞(oil cyst)，脂肪由来幹細胞(adipose-derived stem cell；ASC)

Abstract　　脂肪注入はかつて術後の脂肪壊死による合併症が多く一度下火になった歴史があるが，現在ではある程度正しい注入方法が確立されつつあり，生着のメカニズムが解明されてきて組織欠損に対する有効な治療の選択肢の1つとなっている．本稿は主な合併症を提示し，それぞれに対して行っている対応・治療を紹介するとともに，脂肪壊死の割合を減らし合併症のリスクを減らす脂肪注入の方法を紹介する．

はじめに

当院は脂肪吸引・脂肪注入を中心に行っている施設で，他院で脂肪注入をした後のトラブルの相談も多い．本稿がリスクの少ない脂肪注入を実践する一助となれば幸いである．

脂肪注入による合併症

主な合併症としては，脂肪壊死による腫瘤形成，皮膚壊死，感染，塞栓が考えられる．頻度としては注入後の腫瘤形成が最も多い．それぞれの合併症について筆者の経験とともにその原因と治療，回避する工夫を紹介する．

1．脂肪壊死による合併症
A．腫瘤形成

乳房内に腫瘤を見た場合には悪性腫瘍の鑑別が不可欠である．乳腺悪性腫瘍のエコー所見では形状，境界，縦横比，血流，shadow などを参考にするが，脂肪注入による腫瘤では乳腺外に存在し，形状は円形〜楕円形，境界明瞭で内部の血流がない．鑑別は比較的容易であるが，乳腺に接した腫瘤については乳腺外科での精査を必要とする場合もある．以下は悪性腫瘍が否定されていることを前提とする．

脂肪壊死による腫瘤はエコー上，4つのパターンに分けられる（図1）．充実成分も時間経過とともに液性成分(oil成分)が多くなり，低エコーを示す場合がある（図2）．一方で外殻の被膜は時間経過とともに石灰化してくるため，治療を検討する場合にはエコー所見で治療の時期と方法を判断している．美容外科での脂肪注入による豊胸術後では乳腺下で腫瘤を形成している場合が多い．

1）治療の適応

・腫瘤が潰れて炎症などの症状が強い場合
・腫瘤が数cm大で潰れた時にリスクが高い場合
・感染が疑われる場合
・本人が気にしている場合

* Etsu FUKUDA，〒460-0002　名古屋市中区丸の内3-22-24　名古屋桜通ビル1F　THE CLINIC 名古屋，THE CLINIC 大阪院・名古屋院統括院長

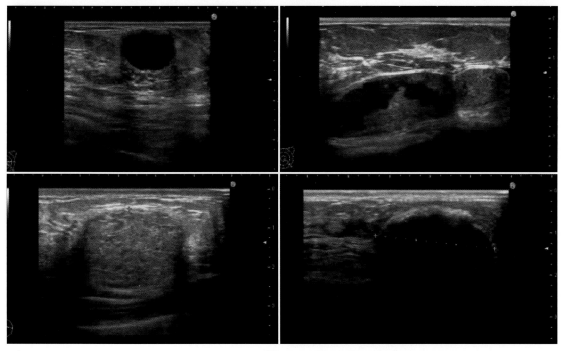

a	b
c	d

図 1.
a：囊胞，b：混合性，c：充実性，d：石灰化

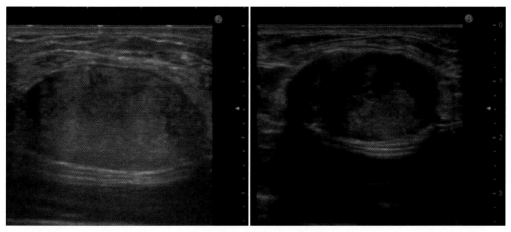

a	b

図 2. 腫瘍の経時的な変化

a：初診時
b：初診から 3 年 7 か月後．充実性の壊死脂肪のみだったものが一部液性成
　分に変化している．被膜も肥厚し shadow を認めるようになっている．

2）基本的な治療方法

• 囊胞（oil cyst）（図 1-a）

　腫瘍の内容物が油滴やそれに近い状態の物だけ
で占められている場合，18～23 G の鋭針で穿刺吸
引する．皮下の浅い層にある場合，1 mm 程度で
も本人が気にして来院する場合がある．筆者は 6
か月以降，乳腺下でも 5 mm 以上の囊胞が見つか

れば穿刺除去している（図 3）．筆者の症例で 6 か
月後の検診で穿刺適応とする囊胞が見つかる頻度
は 3% 程度，1～3 mm 未満の囊胞が 1 つ以上認め
られるケースは 70% 程度であるが，そのほとんど
は 1～2 mm のものを数個認めるのみである．

• 混合性（図 1-b），**充実性**（図 1-c）

　混合性としているものは充実成分が崩壊して一

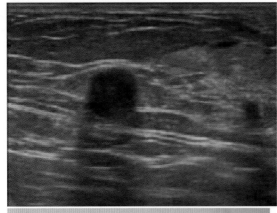
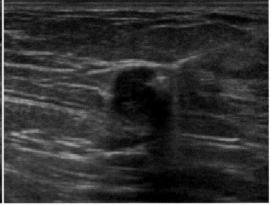
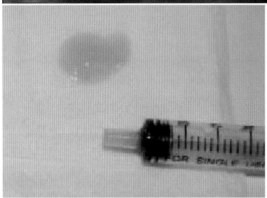

a | b
c |

図 3.
囊胞(oil cyst)(脂肪注入後 6 か月)
　a，b：エコーガイド下に穿刺する.
　　乳腺下の場合は　乳腺を避けるア
　　プローチで行う.
　c：穿刺吸引した内容物，ほとんど
　　が油滴成分である.

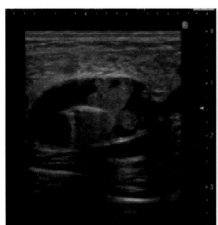
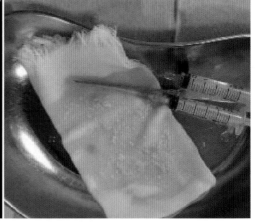

図 4. 他院脂肪注入後 24 か月
14 G サーフローで穿刺し，細かく洗浄，吸引を繰り返す

部油滴になっており，内部エコーではモザイク状である．充実性としているものは油滴成分がほとんど見られない．1〜2 cm 程度のものは14 G 程度の鋭針で油滴成分を除去し，生理食塩水で細かく内部を洗浄しながら吸引すると内容物をほぼ除去できる場合もある(図4)．

治療において被膜ごと取り除くか，被膜を残すかは意見が分かれるところかもしれない．筆者の場合，被膜が薄く内容物を取り除いて被膜内部が癒合して，異物反応の停止が見込める場合や患者が傷を忌避する場合には被膜を残すことが多い．大きな腫瘤で被膜を残す場合には腋窩や乳房下縁

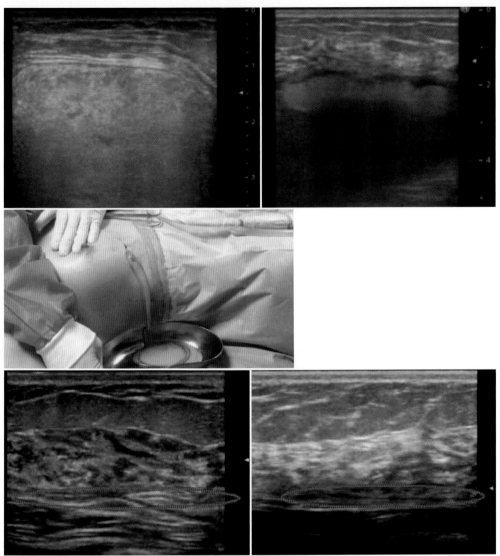

図 5. 他院脂肪注入後

a：初診時（注入後 4 か月），一旦経過観察となった．
b：後日胸を打撲して以降，疼痛が持続するとのことで，初診後 1 年 4 か月（注入後 1 年 8 か月）
　に再来院．右乳房の腫脹と発赤を認め，時間経過で内容物が低エコーに変化していた．一部出
　血を疑う高エコー領域も認めた．
c：乳房下縁より 1.5 cm の切開で洗浄，手術中は逐次エコーで確認を行った．
d：術後 2 か月．被膜は癒合している．
e：術後 2 年．被膜は癒合し肥厚性の変化も認めない．

から小切開で内容物を掻爬，吸引，洗浄する場合
もある（図 5）．治療の過程で内容物が周囲に漏出
すると術後周囲に炎症が波及する可能性があるの
で十分な洗浄が必要である．時間経過で充実成分
が減少しなくなる場合もあり，被膜の状態によっ
ては経過観察する場合もある．

・**石灰化**（図 1-d）
　数年の経過で異物反応が進行し被膜の石灰化を
きたしたものである．エコーは被膜で反射し届か
ず，内部の状態は観察できない．乳房のものは乳
線下に一塊で注入されたケースが多く，その場合
は乳輪切開で摘出する．乳腺を傷つけないように

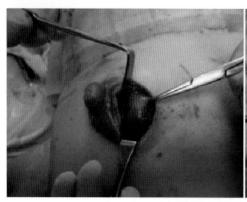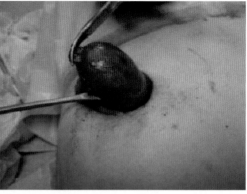

図 6. 石灰化した腫瘤の摘出
将来的に授乳の可能性がある患者には，乳腺を傷つけないよう
に皮下を剥離し，乳腺の端から乳腺下に回り込んで腫瘤に到達
する．大部分は用手的に周囲の組織と剥離が可能である．

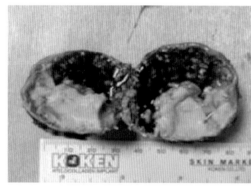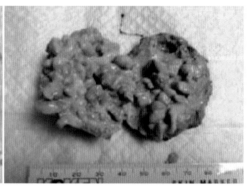

図 7. 石灰化した腫瘤の割面
内容物の状態は充実性であったり，一部油滴であったり様々である．

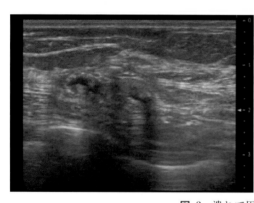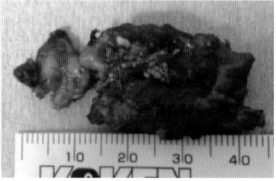

図 8. 潰れて周囲が瘢痕化した腫瘤　　　　　　　　　　　　　a｜b
　a：エコー上，辺縁が不整で境界がはっきりしない．一部 shadow を引く．
　b：周囲の瘢痕組織を残すと術後に硬く触れる自覚症状が残り，瘢痕組織
　　を広く切除すると術後に陥凹ができ整容的に問題が残る．

皮下を剥離し乳腺の端から乳腺下に回り込んで腫瘤に到達する（図6, 7）．マンモグラフィーやうつ伏せのマッサージなど外的圧力で潰れた形跡があるものは周囲に炎症が波及し瘢痕組織となっているため，腫瘤との境界が不明瞭となっている場合

があり，切除範囲の決定に難渋する（図8）．美容外科では内部の状態を判別せずに不用意に穿刺され炎症が広がっているケースもしばしば遭遇する．

B．皮膚トラブル

乳腺下より下に脂肪が過量に注入された場合は

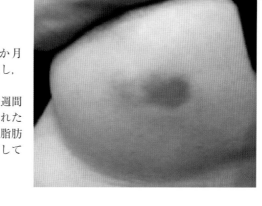

図 9.
壊死脂肪により皮膚に炎症が波及した例
インプラント抜去と脂肪注入を行った3か月
後，−80℃で凍結保存した脂肪を皮下に注入し，
皮膚にまで炎症をきたした例
皮下に80 cc注入されている．術後数日から数週間
の間に皮下出血とは別に持続する炎症が見られた
場合は注意が必要である．本症例では通常の脂肪
注入とほぼ同量注入されており，凍結脂肪として
は過量な印象である．

上述のような腫瘤を形成するが，皮下に過量に注入された場合は皮膚壊死に至り感染を合併する場合がある（図9）．重症例では皮膚が壊死し，感染のコントロールも重要になる．治療は褥瘡に準じたものとなるが，周囲の注入脂肪に感染が波及しないように注意深く観察し処置を行う．本人が気にして触ることで感染の契機となることも考えられるため，早期に発見して対処したい．

皮下組織が菲薄化している例（無理な大きさのインプラント，加齢変化，乳癌切除による欠損，放射線照射後）では血流も少なく，注入可能な層が薄いため，特に注意して注入を行う必要がある．写真が使用できないが，当院で過去にインプラント抜去と脂肪注入を同日に行い両側皮膚壊死まで至った事例があった．外来でのコントロールが不可能のため，大学病院に紹介し，感染のコントロールと皮弁形成を行って頂いた．皮下への注入量は平均的な量であったが，比較的高齢であったこと，皮下の層が薄く皮膚色も白く血流が乏しそうであったことが一因であったと考えられる．1回でできるだけ整容性の改善を図りたい心理とは別に冷静に組織の許容量を見極める必要がある．

2．感　染

脂肪採取，脂肪の加工（遠心やシリンジ間での移動），脂肪注入の各工程で細菌混入のリスクがある．

当院では執刀直前に抗生剤の点滴投与を行い，脂肪採取部位はポビドンヨードによる2度の消毒を行っている．採取した脂肪は遠心を行っているが，作業途中でなるべく空気に触れないようなデバイス（CRFシリンジ®）を使用している．注入箇所について乳房はポビドンヨードで2度消毒し，顔面部はベンザルコニウムに浸したガーゼで消毒している．前額部は有毛部から刺入しているため比較的感染のリスクが高いと考えられるが，ベンザルコニウムを霧吹きで広範囲に吹きかけて2度の消毒を行っている．いずれも十分に余裕のある範囲でディスポーザブルのドレープを使用している．

幸いなことに私個人の経験（乳房2,000例以上，顔面部5,000例以上）では注入脂肪による感染の経験はまだないが，他施設では過去に感染例の報告もある[1]．

頻度が高くないとはいえ感染は常に憂慮すべきリスクであるので，清潔環境での手術を心掛ける必要がある．直接の感染だけでなく，不適切な注入による脂肪壊死から皮膚壊死に至る場合には特に二次的な感染に注意が必要である．

3．塞　栓

注入脂肪による直接的な塞栓は『解剖の理解』，『先端が丸い鈍針やカニューレ』，『動かしながら注入』を意識することでリスクを下げられる．乳房では内径2 mm程度の先の丸いカニューレを使用すれば塞栓のリスクを下げられる．筆者は顔面では20 Gか18 Gの鈍針を使用している．細かいシワで皮内や皮下直下の極浅い層のみ27 Gや30 Gの鋭針を使用している．当院グループ全体でみても塞栓の経験は1例もない．一方で殿部への脂肪注入では海外で死亡例が報告されており，『直径4.1 mm以上のカニューレを使用』，『動かしながら注入』，『深い筋肉に注入しない』ことが推奨されている[1]．

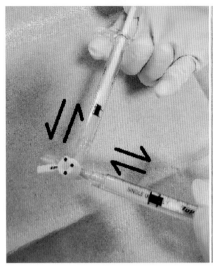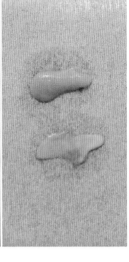

a|b

図 10.

マイクロ CRF® の作成

a：1 ml シリンジで三方活栓の中を何度も往復させて体積の大きな脂肪細胞を壊すと体積の小さな ASC の比率が高くなる．三方活栓の開存率を調整することで 27 G や 30 G にも通る．皮膚が薄くボリュームを出したくない場合は開存率を小さくして出来るだけ砕く．

b：上は砕く前の遠心した脂肪（CRF®）．ボリュームアップに使う．下はマイクロ CRF®．滑らかなクリーム状になる．

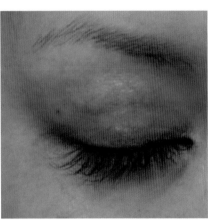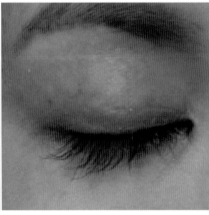

a|b

図 11.

過剰に定着した例

上眼瞼の陥凹に対し脂肪注入を行い，皮下の浅い層に生着し閉眼時に膨らみが目立った例．脂肪溶解注射を 1 週間毎に合計 8 回極少量ずつ皮下に注射し，周囲にマイクロ CRF® を注入して修正した．

a：注入後膨らみが目立つ

b：修正後

4．その他合併症

A．気胸

大胸筋から下の層への注入時に注意する．基本的には手技の工夫で避けられる．特に大胸筋下にインプラント挿入経験のある患者の胸郭は部分的に窪んでおり，陥凹が強い場合はカニューレが肋骨下に入らないように注意が必要である．

B．過剰なボリューム

特に顔面部への注入で問題となる．100 でよいところを，減ることを見越して 150 など過量に注入して 110 が生着した場合，10 だけ減らすことは困難となる．顔面は血流に富んでいるため，乳房よりも脂肪壊死による腫瘤形成の可能性は低いが，問題となった場合の除去は場所によってはリスクが高く難しい．注入脂肪は脂肪細胞と脂肪由来幹細胞（ASC）の含有比率によって性質が変わることが知られている．脂肪細胞の割合が多ければボリュームに，脂肪細胞の割合が少なく ASC の割合が多ければ，あまりボリュームにはならず，血流の改善や皮膚の質感の改善が得られる[2]．筆者はボリュームとなる脂肪は比較的深い層に，浅い層への注入は脂肪細胞を壊して 27 G 程度の針に通るように滑らかにしたもの（マイクロ CRF®）を注入するようにしている（図 10）．顔面部の注入トラブルでは皮膚の薄い下眼瞼と上眼瞼が比較的多い印象である（図 11）．ボリュームを減らすためにしばしば使用されるケナコルト® 注射は筆者は浅い層には用いないようにしている．皮膚が菲薄化して色調が変化したり血管が浮き出て見えることがあるためである．被膜を伴ったしこりは基本的に切除しかない．

顔面部の注入後のトラブルにもエコー検査は有

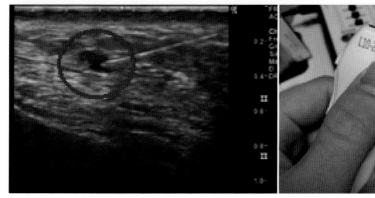
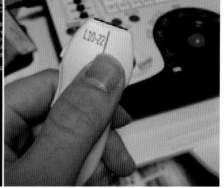

a｜b 　　　　　　　図 12.

　a：直径 1.5 mm のヒアルロン酸を 27 G 針で溶解
　b：22 MHz の超高周波プローブ

用である．筆者の施設では GE 社の LOGI Q e premium® を使用している(図 12)．22 MHz の高周波プローブがあり，浅い層でも観察することができるため，血管穿刺などを避けられる．実際には脂肪注入後というよりは脂肪注入の前処置としてヒアルロン酸注入後の溶解に使用する機会が多い．

合併症を避けるために

　脂肪の生着には，『注入脂肪の質』，『注入方法，量』，『移植床の状態』の 3 つの要素が大きい．

1．注入脂肪の質

　脂肪吸引において Tumescent 内のリドカインは濃度依存性に ASC の生存率が低下することがわかっている[3]．全身麻酔の際にはリドカインを使用しない方が望ましい．筆者は鎮静下に手術を行うため，1％キシロカイン®40 m/生食 1,000 ml＋アドレナリン 1 mg を Tumescent 液として使用してる．吸引圧は低い方が細胞へのダメージが少なく，より細いカニューレを使用した方が線維組織の混入が少ない．ASC は低酸素状態に強いが，脂肪細胞は弱いため，吸引後はできるだけ迅速に注入したい．

　採取した脂肪をどのように加工するかは未だに議論が尽きないが，遠心することで麻酔液や余計な血球成分が沈降するため，遠心分離は必要であろうと考えている．得られた脂肪に培養幹細胞を添加することは理にかなっているが，単位体積あたりどの程度の数を添加するとボリューム増大に

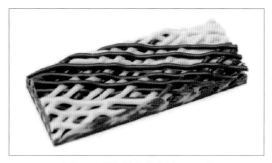

図 13．理想的な注入イメージ
チョコレート菓子の紗々® のように，細い線状に複数の角度から多層に注入するのが理想．

寄与するかは不明である．

　当院では手術後余った脂肪を−80℃で凍結保存し，3 か月間を期限に再注入に使用している[4]．細かく注入できる技術を伴えば，1 度目の手術の時の注入量の 1/2〜1/3 程度注入する場合は結果は概ね良好である．

　現在ではセルソース社の FATBANK® で生存率を落とさずに保存し，必要量を取り寄せて使用できる．上限が 200 ml 程度の保存なので主に顔面部など小範囲の再注入の際に利用している．

2．注入方法・量

　Coleman の提唱した，『直径 2 mm 以下で細かく注入する』という概念が基本となる[5]．これによると，1 ml あたり 10 cm 以上の長さで注入することになる．実験的に 1.2 mm よりも深い部分には新生血管が届かず ASC もアポトーシスするようである[6]．複数の角度からできるだけ多層に分けることも重要であり(図 13)，注入量が多くなると

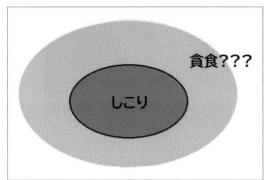

図 14.
一塊で注入されると貪食しきれない体積が腫瘍となる．乳腺下のみに 200 ml や 300 ml など大きな体積を一塊で注入された例でも，数年後のしこりは大きいものでも長径 6 cm 前後のことが多い．大部分の壊死脂肪は貪食され排泄されているものと考えられる．逆に言えば，例え数 mm でもエコーでしこりを認めた場合には実際にはその何倍もの体積で注入されていたと理解し手技の反省をすることが注入技術の向上に繋がる．

必然的に重なる部分も大きくなり，脂肪壊死の割合が大きくなる．1 回で無理に注入するのではなく適切な量をできるだけ細かく，複数回に分けて注入する考えを基本とするべきである（図 14）．欧米の脂肪注入豊胸術では 10 か所以上の創部から注入する場合もあるようだが，黄色人種は創部の色素沈着が目立つため，当院では内径 2 mm 未満のカニューレ用い，乳頭基部と腋窩の 2 か所から皮下・乳腺下・大胸筋内・大胸筋下に注入している．豊胸術の場合，筆者は皮下 80～120 ml，乳腺下 40～50 ml，大胸筋内 40～50 ml，大胸筋下 40～50 ml の範囲で注入することが多い．顔面部など小範囲には 20～18 G 鈍針，マイクロ CRF® では 23～30 G の鈍針または鋭針を使用している．動かしながら注入することで塞栓のリスクを回避することも重要である．具体的にはカニューレや針は先まで通して引きながら注入する．

3．移植床の状態

注入層の厚さ，血流の多寡，皮膚の伸展度，組織内圧によって生着率は左右される[7)8)]．注入層が厚ければ複数の層に注入できるが，乳癌術後など皮下脂肪も含めて取られている場合には一度に無理に注入せずに複数回に分けて少しずつ層に厚みを出していく必要がある．皮下脂肪がほとんど残っていない乳房再建の場合，筆者は初回 40～60 ml 程度の注入に留めている．2 回目以降は皮下・大胸筋内・被膜上に合計 100～150 ml 程度注入することが多い．創部周囲は硬く，放射線照射部位は血流も乏しく皮膚の萎縮や癒着も強いため，正常組織よりも脂肪壊死から皮膚壊死に発展するリスクは高い（図 15）．最近ではそういった条件の悪い組織の場合，培養幹細胞主体の移植でまずは組織を肥沃化することで 2 回目以降の脂肪の生着が良くなるという報告もあり[9)10)]，エビデンスの蓄積が待たれる．

さいごに

脂肪注入の生着の結果は，外観ではわかりにくく，術後半年程度で画像検査にて評価することで自身の注入技術のフィードバックが得られる．中でもエコーは小型化・高性能化が進んで外来でも簡便に検査ができる．特に慣れていないうちは脂肪注入と術後エコー検査は必ずセットにすべきである．

また，乳癌術後再建では再発のリスクを上げないというエビデンスが強い傾向にあるが，正しい注入であっても小さな嚢胞や微細な石灰化は生じ検査の妨げになる恐れがある．再発の経過を診察する乳腺外科医や放射線科医とのコンセンサスを得て実施する必要がある．美容外科においては，「できるだけ多く入れて欲しい」，「胸は 1 回で大きくしたい」という患者からの要求と，入れすぎることのリスク，逆に複数回に分けることでの患者の負担増という葛藤があるが，特に顔面部で一度生着した部分を選択的に減らすことは難しいため，脂肪が多く余っても無理はせずに次回にしようと割り切る判断も重要である．

参考文献

1) Mofid, M. M., et al.：Report on mortality from gluteal fat grafting：recommendations from the ASERF Task Force. Aesthet Surg J. **37**(7)：

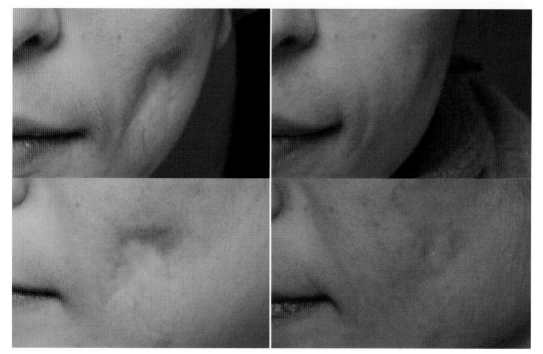

a | b

図 15. 外傷後の癒着した組織に複数回の脂肪注入を行った例
　a：交通事故で左頬部が陥凹，事故から1年後に他院にて脂肪注入2
　　回，腫瘤ができたとしてケナコルト®注射を2回施行された.
　b：事故から4年後に当院を受診. 癒着が強く皮膚も菲薄化しており
　　マイクロ CRF® を1〜2か月毎に計6回注入して改善を得られた.

796-806, 2017.
2) Mashiko, T., et al.：Mechanical micronization of lipoaspirates：squeeze and emulsification techniques. Plast Reconstr Surg. **139**：79-90, 2017.
3) 朝日林太郎：当施設における乳癌患者に対する自家脂肪組織移植の実際. 日本乳房オンコプラスティックサージャリー学会，2018.
4) Yang, H. J., et al.：Comparisons between fresh and cryopreserved fat injections in facial lipofilling. Arch Craniofac Surg. **21**(1)：15-21, 2020.
5) Coleman, S.：Fat injection from filling to regeneration. Thieme, 2017.
6) Kato, H., et al.：Degeneration, regeneration, and cicatrization after fat grafting：dynamic total tissue remodeling during the first 3 months. Plast Reconstr Surg. **133**(3)：303e-313e, 2014.
7) Khouri, R. K., et al.：Megavolume autologous fat transfer：part Ⅰ. Theory and principles. Plast Reconst Surg. **133**：550-557, 2014.
8) Khouri, R. K. Jr., Khouri R. K.：Current clinical applications of fat grafting. Plast Reconstr Surg. **140**：466e-486e, 2017.
9) 武藤真由：再生医療の応用. 日本乳房オンコプラスティックサージャリー学会，2020.
10) Si, Z., et al.：Adipose-derived stem cells：Sources, potency, and implications for regenerative therapies. Biomed Pharmacother. **114**：108765, 2019.
11) Eterno, V., et al.：Adipose-derived Mesenchymal Stem Cells(ASCs)may favour breast cancer recurrence via HGF/c-Met signaling. Oncotarget. **5**：613-633, 2014.

FAX による注文・住所変更届け

改定：2015 年 1 月

毎度ご購読いただきましてありがとうございます．

読者の皆様方に小社の本をより確実にお届けさせていただくために，FAX でのご注文・住所変更届けを受けつけております．この機会に是非ご利用ください．

◎ご利用方法

FAX 専用注文書・住所変更届けは，そのまま切り離して FAX 用紙としてご利用ください．また，注文の場合手続き終了後，ご購入商品と郵便振替用紙を同封してお送りいたします．**代金が 5,000 円をこえる場合，代金引換便とさせて頂きます**．その他，申し込み・変更届けの方法は電話，郵便はがきも同様です．

◎代金引換について

本の代金が 5,000 円をこえる場合，代金引換とさせて頂きます．配達員が商品をお届けした際に，現金またはクレジットカード・デビットカードにて代金を配達員にお支払い下さい(本の代金＋消費税＋送料)．(※年間定期購読と同時に 5,000 円をこえるご注文を頂いた場合は代金引換とはなりません．郵便振替用紙を同封して発送いたします．代金後払いという形になります．送料は定期購読を含むご注文の場合は頂きません)

◎年間定期購読のお申し込みについて

年間定期購読は，1 年分を前金で頂いておりますため，代金引換とはなりません．郵便振替用紙を本と同封または別送いたします．送料無料，また何月号からでもお申込み頂けます．

毎年末，次年度定期購読のご案内をお送りいたしますので，定期購読更新のお手間が非常に少なく済みます．

◎住所変更届けについて

年間購読をお申し込みされております方は，その期間中お届け先が変更します際，必ずご連絡下さいますようよろしくお願い致します．

◎取消，変更について

取消，変更につきましては，お早めに FAX，お電話でお知らせ下さい．

返品は，原則として受けつけておりませんが，返品の場合の郵送料はお客様負担とさせていただきます．その際は必ず小社へご連絡ください．

◎ご送本について

ご送本につきましては，ご注文がありましてから約 1 週間前後とみていただきたいと思います．お急ぎの方は，ご注文の際にその旨をご記入ください．至急送らせていただきます．2〜3 日でお手元に届くように手配いたします．

◎個人情報の利用目的

お客様から収集させていただいた個人情報，ご注文情報は本サービスを提供する目的(本の発送，ご注文内容の確認，問い合わせに対しての回答等)以外には利用することはございません．

その他，ご不明な点は小社までご連絡ください．

株式会社 全日本病院出版会

〒113-0033 東京都文京区本郷 3-16-4-7F
電話 03(5689)5989　FAX03(5689)8030　郵便振替口座 00160-9-58753

FAX 専用注文書

形成・皮膚 2108

年　　月　　日

○印	PEPARS	定価(消費税込み)	冊数
	2021 年 1 月〜12 月定期購読(送料弊社負担)	42,020 円	
	PEPARS No. 171 眼瞼の手術アトラス―手術の流れが見える― 増大号 新刊	5,720 円	
	PEPARS No. 159 外科系医師必読！形成外科基本手技 30 増大号	5,720 円	
	バックナンバー(号数と冊数をご記入ください) No.		

○印	Monthly Book Derma.	定価(消費税込み)	冊数
	2021 年 1 月〜12 月定期購読(送料弊社負担)	42,130 円	
	MB Derma. No. 307 日常診療にこの 1 冊！皮膚アレルギー診療のすべて 増刊号 新刊	6,380 円	
	MB Derma. No. 300 皮膚科医必携！外用療法・外用指導のポイント 増大号	5,500 円	
	バックナンバー(号数と冊数をご記入ください) No.		

○印	瘢痕・ケロイド治療ジャーナル		
	バックナンバー(号数と冊数をご記入ください) No.		

○印	書籍	定価(消費税込み)	冊数
	イチからはじめる美容医療機器の理論と実践 改訂第 2 版 新刊	7,150 円	
	臨床実習で役立つ形成外科診療・救急外来処置ビギナーズマニュアル 新刊	7,150 円	
	足爪治療マスター BOOK	6,600 円	
	明日の足診療シリーズ I　足の変性疾患・後天性変形の診かた	9,350 円	
	日本美容外科学会会報　Vol. 42　特別号 「美容医療診療指針」	2,750 円	
	図解 こどものあざとできもの―診断力を身につける―	6,160 円	
	美容外科手術―合併症と対策―	22,000 円	
	運動器臨床解剖学―チーム秋田の「メゾ解剖学」基本講座―	5,940 円	
	超実践！がん患者に必要な口腔ケア―適切な口腔管理で QOL を上げる―	4,290 円	
	グラフィック リンパ浮腫診断―医療・看護の現場で役立つケーススタディ―	7,480 円	
	足育学　外来でみるフットケア・フットヘルスウェア	7,700 円	
	ケロイド・肥厚性瘢痕 診断・治療指針 2018	4,180 円	
	実践アトラス 美容外科注入治療　改訂第 2 版	9,900 円	
	ここからスタート！眼形成手術の基本手技	8,250 円	
	Non-Surgical 美容医療超実践講座	15,400 円	

○	書名	定価	冊数	○	書名	定価	冊数
	図説 実践手の外科治療	8,800 円			創傷治癒コンセンサスドキュメント	4,400 円	
	使える皮弁術　上巻	13,200 円			超アトラス眼瞼手術	10,780 円	
	使える皮弁術　下巻	13,200 円			アトラスきずのきれいな治し方 改訂第二版	5,500 円	

お名前　フリガナ

　　　　　　　　　　　　　　　　　　　　　　印

診療科

ご送付先　〒　　－

□自宅　　□お勤め先

電話番号

□自宅
□お勤め先

バックナンバー・書籍合計
5,000 円以上のご注文
は代金引換発送になります

―お問い合わせ先―
㈱全日本病院出版会営業部
電話 03(5689)5989

FAX 03(5689)8030

PEPARS　No.176

2021 年 8 月 15 日発行（毎月 1 回 15 日発行）
定価は表紙に表示してあります.
Printed in Japan

ⓒ ZEN・NIHONBYOIN・SHUPPANKAI, 2021

発行者　　末　定　広　光
発行所　　株式会社　全日本病院出版会
　〒 113-0033　東京都文京区本郷 3 丁目 16 番 4 号
　　　　電話（03）5689-5989　Fax（03）5689-8030
　　　　郵便振替口座 00160-9-58753

印刷・製本　三報社印刷株式会社　　　電話（03）3637-0005
広告取扱店　㈱日本医学広告社　　　　電話（03）5226-2791